U0254820

无寒

一身轻

王长松·著

东南大学出版社
SOUTHEAST UNIVERSITY PRESS

WU HAN YI SHEN QING

图书在版编目(CIP)数据

无寒一身轻 / 王长松著. — 南京：东南大学出版
社，2017.1

ISBN 978-7-5641-6766-0

Ⅰ. ①无… Ⅱ. ①王… Ⅲ. ①寒(中医)-防治 Ⅳ.
①R228

中国版本图书馆 CIP 数据核字(2016)第 231782 号

无寒一身轻

出版发行	东南大学出版社	
出 版 人	江建中	
责任编辑	褚　蔚(Tel:025—83790586)	
社　　址	南京市四牌楼 2 号(210096)	
经　　销	全国各地新华书店	
印　　刷	南京玉河印刷厂	
开　　本	700 mm×1000 mm　1/16	
印　　张	12.5	
字　　数	218 千字	
版　　次	2017 年 1 月第 1 版	
印　　次	2017 年 1 月第 1 次印刷	
书　　号	ISBN 978-7-5641-6766-0	
定　　价	38.00 元	

(凡有印装质量问题，请与我社营销部联系。电话:025—83791830)

序言

作为一名临床医生,笔者天天与各种各样的患者打交道,深知他们的痛苦。生病之后,除了身体和心理备受折磨之外,有的人常年要去医院求医问药,学习、工作和家庭都受到很大影响。

值得庆幸的是,我们生活中遇到的许多健康问题,都属于小毛小病。只要有正确的健康理念,通过合理的方法措施,不去医院而在家里调理是能够恢复健康的。而针对这些小毛小病的及时干预,也能够防止一些重大疾病的发生。笔者撰写这样一本书,就是为了向朋友们传播科学的中医养生理念,提供实用有效的防病治病措施。

本书围绕着寒气展开。在中医学术体系中,寒气是最为重要的致病因素,可以导致多种疾病,如感冒、咳嗽、哮喘、高血压、低血压、冠心病、高血脂、头痛、失眠、胃炎、胃溃疡、慢性腹泻、关节炎、痛经、多囊卵巢综合征,甚至肿瘤等等。它能够损伤阳气,折损寿命,是健康的第一杀手。生活中,我们要重视寒气的辨别,从防止寒气侵袭、祛除寒气外出着手,防病于未然,这是维护健康的一条捷径。

这是一本科普书,没有任何医学基础的朋友都能读懂,里面所推荐的各种方法措施大都经过实践的验证。如果您碰巧是某种疾病的患者,可以直接阅读第八篇,参照自身的情况,根据病症找到对应的处理办法,说不定就解除了困扰您多年的苦痛。

虽然这是一本科普书，语言通俗易懂，但它所涉及的中医知识却并不简单，特别是关于寒气入侵的途径、体内是否有寒气的判断方法、从肺脾肾三脏着手预防寒气的论述，都是笔者学习中医、思考中医和临床经验的总结。建议感兴趣的朋友把本书置于枕边，随时翻阅，系统读完，一定会有所收获。

需要指出的是，人体是复杂的，医学对于疾病的认识还远远不够完善，许多疾病病因未明，许多疾病缺乏卓有成效的治疗方法，本书更不可能解决所有健康问题，遇到比较复杂的病症，还是应该及时就医，寻求专业的帮助。

江南医者　王长松

2016 年 10 月 6 日

目录

第一篇

寒气是万病之根

寒邪到底是一种什么样的病邪？通过哪些途径入侵人体？人体感受寒邪之后会发生怎样的变化？出现什么样的症状体征？我们如何辨别寒邪的存在？如何预防和治疗寒邪引起的病症？如何通过祛除寒气达到养生保健的目的？

● 寒气是健康的头号杀手

一项城乡居民死亡原因的调查表明,恶性肿瘤、脑血管病和心脏病,仍然位居死因的前列!

也许您会感到奇怪:医疗技术进步了,为什么身边的癌症患者反倒越来越多?几乎每个大城市都有专门的肿瘤医院,为什么其他大医院仍然有规模不小的肿瘤专科,而且经常是床位住得满满的?为什么近年来因心脑血管疾病而英年早逝的人越来越多?还有那些原来都不为人所知的奇怪疾病,比如系统性红斑狼疮、干燥综合征、硬皮病、强直性脊柱炎等等,怎么一下子多起来了?

这些疾病大部分都与不良的生活方式和不良行为有关,比如吸烟、酗酒、不当的膳食和缺少体力活动等。现代人过分贪凉饮冷、无节制地熬夜、营养的不均衡以及药物滥用,是引起免疫力下降、寒气入侵,导致多种慢性病发病率升高的重要因素。

寒气,绝不仅仅是引起感冒、腹泻这样的寻常小病,它性质寒冷,冰雪凛冽,是一种致病广泛、杀伤力很强的致病邪气!它能直损伤肾中的真阳,动摇先天之本。轻者使人重感伤寒,重者引起阳气暴脱,致人非命;急则闭塞血脉,诱发冠心病和中风,缓者慢慢沉积体内,形成许多慢性疑难病症。

寒气是健康的头号杀手!我们需要认识它,了解它,避免它对身体的伤害!

> 寒气,性质寒冷,冰雪凛冽,是一种致病广泛、杀伤力很强的致病邪气!

| 从《伤寒杂病论》的命名谈起

学中医的人,都知道一部叫作《伤寒杂病论》的经典著作。这部书在中医学领域有着极为特别的地位,它对中医临床的指导意义,远远胜于大家所熟知的《千金方》《本草纲目》等医学经典。它创制了中医最值得骄傲的特色和优势——辨证论治体系。该书对后世有深远的影响,历代医家都尊其作者张仲景为"医圣"。千百年来,《伤寒杂病论》一直指导着中医的临床实践。

南京中医药大学的黄煌教授等曾对全国330位当代名医的学术情况进行调查,这些名家无一例外都指出,《伤寒杂病论》是医家必读的经典著作!甚至有人认为,不学仲景,不学《伤寒》,就难以进入中医的门径!

虽然,对于百姓而言,研究《伤寒杂病论》有些勉为其难,但了解它的一些基本原则,对于日常的养生保健,对于维护我们的健康,却有十分重要的意义!那么,《伤寒杂病论》到底是一本什么样的书呢?我们就从它的书名谈起!

《伤寒杂病论》,顾名思义,就是论述"伤寒杂病"的一部专著。大多数人都从疾病学的角度理解书名,认为本书讨论的就是伤寒和杂病两类疾病的诊断和治疗问题。这种观点具有普遍性:人类的疾病虽然千变万化,但可以根据发热与否,分为外感和内伤两类。不发热的,归属于杂病;以发热为特征的,归属于伤寒。这就是《黄帝内经》所说:"今夫热病者,皆伤寒之类也!"一个伤寒,一个杂病,就把所有的病包括进去了!

其实,我们还可以从病因学的角度来分析这本书的书名!《伤寒杂病论》,说的就是人们在感受寒邪之后所发生的各种病症,包括外感,包括内伤;包括伤寒,也包括杂病!这里强调了寒邪这一特殊病邪对人体健康的危害。伤寒论,实际上讨论的就是"寒伤"的问题;它研究在正气内虚的前提下,感受寒邪引起的病变规律,以及此类疾病的辨证论治方法!

那么,寒邪到底是一种什么样的病邪?通过哪些途径入侵人体?人体感受寒邪之后会发生怎样的变化?出现什么样的症状体征?我们如何辨别寒邪的存在?如何预防和治疗寒邪引起的病症?如何通过祛除寒气达到养生保健的目的?本书将逐一对这些问题进行解读,带您走进一个健康的世界!

寒气是很多病的根子

生活中,我们见到的许多疾病都是由寒气引起的。换句话说,寒气是许多病的根子,分析这些疾病的症状,就能找到寒气

伤寒论,实际上讨论的就是"寒伤"的问题;它研究在正气内虚的前提下,感受寒邪引起的病变规律,以及此类疾病的辨证论治方法!

的影子；驱除寒气，就能达到治病治本的目的。

寒气是一种阴邪，最容易损伤人的阳气。万物生长靠太阳，太阳是地球上一切生命的能量之源；同样，人体离不开阳气的温煦，人的生命活动也离不开阳气的推动。一旦寒气损伤了阳气，就会造成温煦的"柴草"和生理活动的"动力"不足。温煦不够，人就会感到怕冷，手脚不能温暖，不能抵抗外来的寒气，因而怕风怕冷，风一吹就打喷嚏，打寒战；动力不足，各种代谢机能就有所减退，表现出低血压、甲减、消化不良等疾病的症状。总之，所有伴有手脚冰凉、怕风怕冷症状的疾病，都可能是寒气引起的。

寒气有凝滞的特点，就像寒冬水会结冰一样，血脉受到寒气也会凝滞不通，引起各种疼痛症状。比如头痛、脖子痛、肩背痛、心胸痛、胃痛、胁肋痛、腹痛、腰腿痛等等。以疼痛为主症的疾病，大部分都是寒气引起的。寒气引起气血瘀滞过久，则形成有形的肿块，表现为各个部位的肿瘤。所以，以肿、痛为特征的疾病，也都与寒气有关。

寒气还会造成水液的运行障碍，引起痰饮的积结。表现为：咳嗽，吐出清晰的白痰；呕吐，吐出清水痰涎；白带，颜色白而清稀如水；腹泻，拉出清冷的水样大便。与水液代谢障碍有关的疾病，诸如水肿、风湿，也多与寒气有关。

寒气还有收引的特性。就像物质都会热胀冷缩一样，人体的筋脉遇寒气也会收缩。外表的筋脉收缩，表现为大小腿转筋、静脉曲张，冠状动脉收缩，则表现为冠心病、心绞痛，细小的血管更易收缩，即所谓络脉绌急，可引起冠脉综合征或者中风。

分析一下现代人们的常见疾病，包括呼吸系统、消化系统、心血管系统、神经系统、内分泌系统、风湿免疫系统、肌肉骨骼系统的许多疾病，什么慢支、肺气肿、过敏性鼻炎、慢性胃炎、消化性溃疡、慢性结肠炎、高血压、冠心病、脑梗塞、脂肪肝、肩周炎、肿瘤、风湿类风湿等等，大多数都与寒气有关！

寒气不算什么，要命的是寒气和其他病因里应外合

朋友们可能要问，您说的这些疾病，可都是些疑难杂证啊！

> 寒气是一种阴邪，最容易损伤人的阳气。

> 寒气有凝滞的特点，血脉受到寒气也会凝滞不通，引起各种疼痛症状。

> 寒气还会引起痰饮。

> 寒气还有收引的特性。

如果病因是寒气,喝点生姜水,喝点酸辣汤,被子捂一捂,发发汗,寒气一散,不就可以好了?

这话说得好!有些疑难病症,知道了它的根本原因,治疗起来并不像想象的那样困难;也有些病症,虽然寒气比较深在,但通过刮痧、灸法、熏蒸、拔罐,结合食疗、运动,也能得到根治。对于中医而言,寒气不算什么,一般都能除去。但要命的是,寒气会和其他病因结合起来,使疾病深痼难疗!

寒气会引起气血的凝滞,形成瘀血,寒和瘀又可以结合起来,使疾病复杂难治。许多心脑血管疾病,比如冠心病和中风,就有寒和瘀的双重特征。对于这些病症,如果您只知道活血化瘀,不驱除寒气,就只能暂时缓解症状,而不能从根本上解决问题。

> 寒和瘀可以结合。

寒气会和湿邪结合起来,形成寒湿。许多风湿和类风湿性疾病就是如此,肌肉关节疼痛不适,发热怕冷反复发作,关节又肿又痛。这时,既要除湿,又要驱寒,不可能短期治愈。

> 寒气会和湿邪结合起来,形成寒湿。

寒气久郁在里,也可能化热。表面上上火,口腔溃疡,面生痤疮,口干口苦,舌苔黄腻,内里却是冰凉怕冷,喜欢暖和。许多医生被假象迷惑,用清热泻火的方法,使疾病越治越重。

> 寒气久郁在里,也可能化热。

在原有疾病的基础上,如果再感受寒气,治疗起来也比较棘手。有许多陈寒痼疾,治起来绝非一日之功!

因此,要想健康,最聪明的办法,当然是不要生病!而要想不生病,就要弄清寒气最容易从哪里入侵,什么情况会招致寒气伤身!

⬤ 按窝抓兔,追根治病——破解寒气入侵的途径

寒气会从哪里侵入我们的机体?弄清了这个问题,不仅可以有重点地进行保护,防止寒邪的侵入,做到未病先防;而且,治疗上也可以有的放矢地把寒邪祛除体外。一般而言,寒邪入侵的途径,也就是寒邪排出的途径——敌人从哪里入侵,我们就从哪里把他驱逐出境!

头部:头部是人体最高的地方,中医称头为"诸阳之会";人体阳经都经过头部,因而头部是阳气最为旺盛的部位。而寒邪的性质之一,就是容易侵袭人体的阳气。因此,感受风寒邪气,

> 头部是"诸阳之会"。

感受风寒邪气,头部首当其冲。

头部首当其冲。人在户外行走,突然遭遇大雨,头部就会感受寒湿。加上头部阳热气盛,毛孔常处于开张状态,寒邪就更容易侵入。一般人感受风寒而感冒,都会有头痛、头昏、头部沉重的感觉,实际上就是寒气入侵的反映。寒气多次从头部侵入,就会形成顽固性头痛、偏头痛。

从养生角度讲,保护好头部使其不受寒气非常重要。出门在外,特别在寒冷多雨的季节,一定要注意携带雨具,下雨时及时把头部保护起来。我国西北地区气候寒冷,当地老农喜欢在头上戴个白羊肚手巾,实际上就起到了保护头部的作用。

背部:人体背部有膀胱经和督脉循行,也是阳气旺盛、容易感受寒气的部位。《伤寒论》论述寒邪入侵的六经病变,足太阳膀胱经是最先受邪的经络,引起的病症也最多。项背酸楚不舒也是人们伤风感冒时最容易出现的症状。背部受寒,日久渐积,可以引起颈椎病、肩周炎、腰椎间盘突出、腰肌劳损以及慢性腰腿痛,而从背部排除寒邪就可以根治这些病症。我们注意到,拔火罐、刮痧、针灸、推拿按摩等中医治疗措施,常选择背部作为治疗部位。

口鼻:口是饮食进入的第一关,冰冷的饮料、寒凉的食物都可以通过口把寒气带入胃部;鼻是空气进出的通道,寒气可以随呼吸侵入肺部。恶心、呕吐、咳嗽、吐痰、鼻塞、喷嚏等,都是口鼻受寒的表现。而流行性感冒等等传染病流行时,人们戴上口罩,保护口鼻,也就能防止寒气的侵入。

肚脐:小孩和老人的腹部,特别是肚脐也是寒气容易侵入的通道。夜间睡觉,不小心蹬开了被子,腹部受凉,寒气从肚脐进入,就会引起腹痛、腹泻。有经验的老年人会给孩子做个兜肚,戴在腹部,保护肚脐,能预防受凉腹泻。如果在兜肚中加入合适的中药材,还能治疗许多疾病。肚脐也是灸法、外敷法治疗疾病的常用部位。

全身的毛孔张开时,若不注意保护,寒邪会乘虚而入。

毛孔:全身的毛孔张开时,若不注意保护,寒邪会乘虚而入。剧烈活动后大汗淋漓的人,如果遭遇暴雨、空调冷风,最容易得病,甚至得重病。及时喝生姜红糖水,使寒气从毛孔排出,可以防止这些疾病。

脚底：脚底的涌泉穴也是容易受风寒的地方。在冰冷潮湿的地方长期行走、鞋袜潮湿后不及时更换、睡觉时脚底正对着空调吹，都可以招致寒气的入侵。经常按摩足底、热水浴足，则可以促使寒气从足底散发。足底也是中药外敷治疗遗尿、腹泻、失眠等病症的常用部位。

前后二阴：迎着寒风大小便，性生活之后出大汗、又在酣睡中吹空调，此时寒邪就可以从前后二阴悄然入侵！这是许多男性疾病的根源所在，值得引起注意。

总之，寒气是"无孔不入"的。要防止寒气入侵，就要保护好我们的五官九窍。

受寒受风与空调综合征

南京的天就像小孩子的脸——说变就变。刚才还是阳光普照，突然间便起风了，接着便是大雨倾盆而下。路上的行人行动很快，迅速从随身携带的包里、从自行车的后备箱里，拿出各种雨具。一眨眼功夫，各色雨披、花伞便开满了路面，形成一道亮丽的风景。

我没有准备，被这突如其来的变故弄得仓皇失措。待找到避雨的地方时，衣裤全被打湿了！刚才还在出汗的背部，一下子变得凉凉的，衣服粘在身上，很不舒服。

不知那场大雨淋倒了多少人，反正我是感冒了。回家后便头痛、身困，发低烧，休息了五天才完全康复。妻子又反复告诫我，出门一定要带雨披。

淋雨受风是寒气侵入人体的最常见方式。特别是在您出汗后，毛孔大开，一身大热，再突遇冷风暴雨，寒气便会长驱直入。

寒气是冬天的主气，但一年四季皆可受寒。三九严寒固然寒气凛冽，春寒料峭秋风凉，也同样会引导寒气入里。炎热的夏季，本来属于阳热外散的季节，但现在，从家里到办公室到商场，到处都是空调，人们又习惯于把空调打得很低，一进室内，嗖嗖凉气直透入骨。这样一热一冷，也最容易受寒。

最值得重视的，是以下几种情况：

剧烈运动、强体力劳动之后,大汗淋漓,阳气随汗而外泄,寒气可乘虚而入,这时最忌受风寒。

洗浴之后,特别是蒸桑拿、热水浴之后,汗孔张开,不宜对着凉风直吹;也不宜马上进入空调房间。因为此时,风寒入内的通路已经打开。

性生活之后,周身放松,体表卫气暂时虚弱,也不宜吹电扇、空调。风寒会在您呼呼大睡之时悄然袭入。

静坐思考问题、写论文、做计划,进行比较复杂的脑力劳动时,需要耗费心血。凝神静思之时,心血暂亏,抵抗力下降。这时空调不宜过低,风扇不宜过猛,因为风寒可能在您不知不觉间侵入机体。

有的女士洗头后,不注意把长发吹干,湿漉漉的头发贴在头部、肩后,就迫不及待地进入梦乡。而睡眠后,人的阳气内敛,抵抗力会下降,寒湿之气很容易侵入。

老年人、体质虚弱的人、生长发育期的少年儿童,是寒气侵害的主要对象。睡觉时一定要注意避风保暖,不要把头和脚正对着空调、电扇。足部特别怕冷的人,睡觉时不妨穿上薄裤和袜子。小孩则可以用兜肚护住肚脐,这样可避免腹部受凉。

青壮年常自恃体质壮实,不容受寒,其实不然。那些长期工作在空调办公室的白领阶层,平时可能并没有感冒受寒的症状,但时间久了,积存在寒气就会以空调综合征的形式表现出来,让人困顿、疲乏,失眠,胸闷,闭汗;女士还发生痛经、月经不调,甚至闭经。这样的寒气比较深在,驱除较难,因而更应当注意防微杜渐。较为可行的办法,就是不要把空调打得太低,一般比外面的温度低两三度即可。在办公室最好备一件外套,工作时及时穿上。

最忌讳的是,一见感冒就不分青红皂白,用抗菌素,用消炎退热药,用清热解毒药!

一旦感受了风寒,即使有轻微的症状,也要迅速处理。最简单的办法就是熬一碗生姜红糖汤,趁热大口喝下,再蒙住被子睡一觉,发点汗,便可以把寒气祛除。最忌讳的是,一见感冒就不分青红皂白,用抗生素,用消炎退热药,用清热解毒药!这些药物会引导寒气进入更深的体内,虽然可缓解一时的症状,却可能埋下隐患,不得不慎重。

熬夜内耗气血，是寒气入侵的内应

广州人有吃夜茶的习惯。每天从晚上八点半开始，一直到午夜，甚至到凌晨，各家茶楼和酒家都是顾客盈门。在这里，人们除了品茶、吃点心外，还可以吃炖品、吃海鲜、吃山珍，闲聊神侃，可谓别有情趣！

其他大城市的年轻人，也很少在晚上11点以前睡觉。夜幕降临之后，他们常呼朋唤友，在迪厅、歌厅、酒吧和茶社消遣，一直到深夜。

看来，古人"日出而作、日入而息"的生活方式，只能在农村找到了！

家有哥哥嫂子从老家来，带来的消息却是：农村现在也变了。吃过晚饭后，人们要么串门聊天，要么打麻将；遇有红白喜事，更是饮酒猜拳，不醉不散。

有人说，熬夜是年轻人的专利，因为年轻人精力过剩呀！不是说"二十岁的人下班后想玩一玩，三十岁的人下班后想歇一歇"吗？仔细想想却不是这样，我所认识的四十岁上下的中年朋友，都有熬夜的习惯。查资料、写标书、做论文……常常忙乎到子时。

老年人也有喜欢熬夜的。有人喜欢看韩剧，而韩剧剧情感人，情节悠长，不把您拖到深夜它绝不会结束！许多老年人因此得了失眠症！

家里有中学生的朋友，都曾经为孩子的健康而担心。繁重的作业逼着孩子挑灯夜战，第二天早上又不得不早早起床。年轻的父母都感到很累，孩子吃得消吗？

观察后得出这样一个结论：现在的人不管自愿还是被动，经常熬夜却是肯定的。夜生活在丰富我们人生的同时，也在悄悄伤害着我们的身体。

> 夜生活在丰富我们人生的同时，也在悄悄伤害着我们的身体。

夜间的活动，不管是耗力气的还是动脑筋的，都是以气血为物质基础的。各种活动后，人会感到劳累，头晕晕的，有点思维不清，那是由于消耗之后，气血供应不上的缘故。熬夜偶一为之，一次两次不会有什么不适的感觉，但时间久了，就会引起各种紊乱症候：如时间节律的紊乱、睡眠周期的紊乱、神经兴奋抑制过程的紊乱，以及内分泌系统的紊乱等。

熬夜，本身就是一个损耗气血的过程；而熬夜又占用了人体营造气血的时间，因此对气血的耗散远远大于白天。本来，到了夜里，劳累了一天的身心该休息了，睡眠中，身体能得到休整，气血会得到补充。睡透后，第二天才有精力充沛、面目一新的感觉。而现在，该休息时不休息，却在疯狂地活动，必然会导致体内气血人困马乏，军心涣散。气血亏虚了，寒气便会乘虚而入！许多人有这样的体会，大学毕业后，老朋友相聚时，狂欢了一夜，次日就病倒了！这就是熬夜内耗气血，招致寒气入侵的结果！

熬夜内耗气血，招致寒气入侵。

冰冷的饮料和寒凉的食物，使寒邪直接伤胃

昨天在超市，看到有推销员将清肠茶推荐给小孩品尝，却被小孩的妈妈大骂了一通。

留意一下，您会发现，现在的饮料种类很多，但都是清一色的具有清热泻火作用的凉茶。

表面上，现在的人好像特别容易上火，冰凉的饮料喝下去，能使人精神为之一振，有一种酣畅淋漓的感觉！本来热烘烘的胃，一下子变得清爽起来，痛快、过瘾！

然而从保健的角度讲，这是不利于健康的。冰冷的饮料最容易伤胃。一杯冷饮下去，可以使成千上万的胃黏膜细胞"为国捐躯"。这些死亡的细胞，一瞬间释放出激素类的物质，令人感到一时欣快，就像回光返照一样。其实，这就是喝冰镇的饮料后感到舒服的内幕，它是以部分细胞的死亡为代价的。

但细胞过多的死亡必然造成伤害。有时喝了冰的饮料后，会立即发生胃痛、腹痛，甚至拉肚子；也有的长期积寒，导致脾胃虚寒，胃里面凉凉的，像灌了冷水，一吃凉的东西就不舒服。一检查，是胃炎，甚至是萎缩性胃炎！有人从此踏上寻医求药的漫漫征程！

还有一些能够伤胃的食物，本身的温度并不像冰块冷饮一样低，但其性质却是凉性的，甚至是大寒的，比如螃蟹、梨、柿子、

西瓜以及所谓的凉茶等,吃多了,也会引起脾胃的虚寒。比如,吃了柿子又喝凉水,引起肠梗阻,在农村屡见不鲜;月经期间吃西瓜、吃梨,引起痛经、闭经,也很常见;长期服用寒凉的中药大黄、决明子、黄连等,引起肠道黑变病的病例也不少见。

为了健康,您必须警惕冰冷的饮料和寒凉的食物,它们是导致寒邪伤胃的直接原因。不能为了一时的痛快,丢掉了一生的健康!建议您:少喝冰冷的饮料,包括碳酸饮料;喝凉茶要适可而止,必要时咨询一下中医,不能不加辨证地清热泻火;适当喝些暖性的饮料,比如红茶、生姜汤、红枣汤,有利于温暖脾胃;饮料适当加热饮用,如牛奶、杏仁露等,可减少其寒性。

> 为了健康,您必须警惕冰冷的饮料和寒凉的食物,它们是导致寒邪伤胃的直接原因。不能为了一时的痛快,丢掉了一生的健康!

营养不足和营养过剩,都会内生寒湿

只要稍一留意,就会发现,我们周围有两类体质不佳的人。一类人形体肥胖,虽有一身肥膘,但动不动就气喘吁吁,精力不充沛,懒洋洋光想睡觉,干什么都提不起精神;另一类则面黄肌瘦,气短乏力,伤风感冒,抵抗力很差,甚至一天到晚病容满面。如果考察其营养状况,则会发现,第一类人营养过剩,第二类人则营养明显不足。营养过剩和营养缺乏,都可以导致体质下降,招致许多慢性病的侵袭。

2004 年 10 月,国家卫生部公布了"中国居民营养与健康现状"的调查结果,数据显示,尽管近 10 年来我国居民的营养与健康状况得到改善,但有关健康的饮食营养问题依然存在。中国人的营养状况,总体表现为营养缺乏和营养过剩共存,这也是当前世界范围的主要公共卫生问题,对人类健康的威胁很大。

所谓营养过剩,主要是脂肪、蛋白质等高能量物质的摄入过多,超出人体所需;而营养不足则是指钙、铁、维生素和其他微量元素的缺乏。而营养缺乏主要是由于追求过分精制的食品、不注意营养平衡而引起的。

营养缺乏和营养过剩,都会导致气血亏虚,因而内生寒湿。营养缺乏时,生成气血的原料不足,"巧妇难为无米之炊",气血因生化乏源而亏虚,造成抵抗力下降,无力排出寒邪;或因气血能量不够,燃料欠缺而内生寒湿。营养过剩造成寒湿内生,似乎不太容易理解。但实际上,中医历来强调"饮食自倍,脾胃乃伤"。不仅过量的饮食可以导致脾胃的损伤,而且过度油腻、难以消化吸收的肥甘厚味摄入过多,也会造成脾胃的极大负担,久则造成损伤脾胃。脾胃一伤,其化生气血的能力便大打折扣,造成气血的亏虚;脾胃一伤,其转运水湿瘀浊等代谢产物的能力也明显下降,何况"肥甘厚味"本身就是助湿生痰之物,垃圾多了,转运能力又下降,必然导致痰湿的滞留。

总之,营养缺乏和营养不足,是造成内生寒湿的重要原因,也是各种慢性病患病率上升的原因。看看我们的身边,心脑血管病、恶性肿瘤、骨质疏松、肥胖、高脂血症等病人越来越多,这不能不引起我们的警惕。而实际上,只要注意养成良好的饮食习惯,做到饮食均衡,就能从根本上解决营养不良问题!

营养缺乏和营养不足,是造成内生寒湿的重要原因,也是各种慢性病患病率上升的原因。

疾病最伤正气,不可姑息养奸

同事大李大病初愈,人整整瘦了一圈,说话也不像以前那样声高气粗,走起路来还有点颠簸,一副少气无力的样子。

大李得的是脑梗塞,不过发现和治疗都很及时,所以没有留下什么严重的后遗症,真是万幸!不过,这样的一场大病,免不了会损伤正气,完全恢复还需要一段时间。

不管什么样的病,都会损伤人的正气。人有病时感到少气无力,一走路便气喘吁吁,动不动就出汗,耐力很差,就是疾病伤了正气的缘故。俗话说,"好小伙抵不住三泡稀屎",意思就是像拉肚子(现代医学称为水土不服或急性肠胃炎)这样的小毛小病,都能把一个壮小伙搞垮,可见疾病伤人威力的巨大。一些急危重病,包括外伤、大失血等等,对正气的损伤更快更重。而一些慢性病,则会通过经年累月的慢性损耗,使人的正气日渐减弱。

疾病最伤正气,而正气损伤的人,更易招致寒气的侵袭,引发新的疾病。中医有"因病致虚,因虚致病"的说法,体虚与疾病,两者常互为因果。

疾病最伤正气,而正气损伤的人,更易招致寒气的侵袭,引发新的疾病。

知道了这些,我们就不会对所谓的寻常小病置之不理,姑息

养奸；而应该及时发现，及时治疗，防微杜渐，在病后、手术后做好防护，防止寒气的侵入。

用药不当，损伤阳气

一次学术会上，从北京来的老同学谈起了这样一个病例：一个二十多岁的女孩，因白血病在一家知名大医院住院，治疗两个多月，低热不退，经治疗病情不仅没有得到控制，而且又增加了拉肚子的毛病。这可不是一般的拉肚子，非常厉害，每天都在二十次以上，并且日夜不停，全是稀水便。拉得她气息奄奄，连坐起来的力气都没有了。在朋友介绍下，她来找中医，说是死马当作活马医，看看有没有办法。女孩面色苍白，体质很弱，当时天气并不很冷，她却穿着很厚的衣服，一副弱不禁风的样子。老同学诊脉看舌，详细询问病情以及用药情况，得知这位患者此前的两个月内一直在用不同种类的抗生素——医生认为发热、腹泻都可能是细菌感染，因此便变换着花样，把各种抗生素都用到了，没有效果，才答应患者找中医诊治。老同学叹了口气，这是明显的脾肾阳虚，而导致这一结局的原因，固然与患者的体质和疾病有关，但抗生素的长期不当使用，也是损伤阳气的罪魁祸首！根据辨证，老同学给她开了三服四逆汤，用到了附子、干姜、炙甘草等等，二诊时，症状就明显减轻，一天大便的次数减到了七、八次，并且感觉有些力气了，晚上也能够睡一点觉了。半个月下来，腹泻基本上控制，体力明显恢复。

在对中药疗效的神奇唏嘘感慨之余，我们更关注的是这个病例所揭示的医疗上的一种不良倾向。西医过分依赖、甚至滥用抗生素，基层医生一见发热动辄用激素，中医动不动就清热解毒、滋阴降火、活血化瘀——这种思维固化、不求医理的倾向，使病人的体质如同雪上加霜，越来越虚，越来越寒。可以这样说，临床上虚寒证越来越多，与用药不当有很大关系。

> 临床上虚寒证越来越多，与用药不当有很大关系。

大量服用清热解毒中药导致阳虚，在肿瘤患者表现得最为显著。有些中医医生不会辨证，一见肿瘤，便不分寒热阴阳把白花蛇舌草、半枝莲、半边莲等清热解毒药堆砌到处方上，还给学生讲解,根据现代医学的研究成果,这些中药能够抗癌。这样常年服下去,形成了一种"时尚",患者阳气受损而不自知,终有一天倒下了,也不能怨天尤人,因为肿瘤本身就是"不治之症"啊!

再就是痤疮、口腔溃疡、便秘、鼻炎等病症,存在的误区也很突出。老百姓一有这些病症,一般都认为是"上火",自己会买一些清热解毒的药来吃,什么牛黄解毒片、黄连上清丸、板蓝根冲剂,反正这类药有的是。没有效果了,去医院找医生,大部分医生也认为是上火,又是清热解毒。越清,寒气越重;越清,气血越是凝滞不通,小毛小病由此也成了疑难杂症!

现代人似乎很喜欢打点滴。有了病,不管是普通感冒,还是流感;不管是肠炎痢疾,还是胃肠功能紊乱;不管是刺激性的咳嗽,还是呼吸道感染;不管是风湿,还是类风湿——清一色挂水治疗。各个医院的急诊输液室,每天都有大量挂水输液的病人。当然,这里面有许多是应该输液的,但也有许多是不需要输液的。冰冷的液体进入体内,对于有些人而言,是有可能损伤阳气的。有学者指出,输液引起寒气入里,相当于《伤寒论》里面所说的直中三阴! 是很严重的一种情况。

我只能告诉患者朋友,输液不是万能的,也不一定是最佳的用药途径。用药,能口服尽量口服,特别是——如果您是属于寒性体质,输液更要慎重。

产后的女人更需要关心

派出所李警官带她妈妈来看病。这是一位六十多岁的老人,说自己比别人怕冷,一年四季都不会出汗。近两年来,四肢关节开始疼痛,并且有加重的趋势。李妈妈还告诉我,她的病根在几十年前。那时家里比较穷困,也没有人帮忙,所以她生过小孩没出月子就要起来劳动,做饭洗衣洗尿布,过早接触了凉水。

李妈妈的经历很有代表性,许多体质虚寒的女士,都有产后调理失当、过早接触凉水,或者受了风寒的病史。

产后的女人,身体处于一个特殊时期。老百姓有"产前一拢火,产后一块冰"的说法。分娩是一个耗气伤血的过程,新的生

越清,寒气越重;越清,气血越是凝滞不通,小毛小病由此也成了疑难杂症!

命也需要妈妈分一拢火出来；婴儿出生之后，妈妈又要用大量的气血来生产乳汁；日夜照料孩子又引起睡眠不足，还会影响气血的生成。所有这些因素，使产后的女人处于气血相对亏虚的时期，阳气不足，很容易受寒。历代中医都把产后病当作女科四大证之一，就是考虑了产后的生理病理特点。

我曾不止一次地对做了爸爸的朋友说："产后的女人最需要关心！"具体来讲，就是要做到产后的补、养、调三个字。

首先是补。产后气血亏虚，阳气不足，又虚又怕冷，正是需要进补的时候。补什么？当然是补气补血补阳气！陕西老百姓把热气腾腾的小米红枣粥端给刚生了小孩的产妇吃，可谓深得调补要领。此外，花生大枣炖猪手能补气血，通乳汁，也适合产妇食用。

第二是养。尽量想办法让产妇睡眠充足，不要太过劳累，不要过早接触凉水。饮食上可以多吃一些温补的食物。只有这样才能养足气血，避免寒气的侵袭，以免落下病根。

第三是调。由于产后内分泌的变化，母亲此时的心理情绪不太稳定，加上孩子吃喝拉撒，夜间哭闹，影响其睡眠质量，很容易烦躁、忧郁，产后抑郁症就是这样发生的。做丈夫的一定要注意多替太太着想，帮助其调节心理情绪，做到宽容大度，不要惹她生气。许多男士不了解这一点，凡事仍要争个您高我低，结果伤了感情，也伤了太太的身体。

总而言之，产后的女人气血多有不足，寒气容易侵袭而留下病根。此时的调养非常重要，重点是忌劳累、忌受寒、忌生气。

祛寒事不小，温度定死生

寒气侵入人体之后，会损伤阳气，导致其温煦作用不足，抵抗力下降。阳气不足的客观指标，就是体温的下降。日本著名的健康养生专家石原结实指出，新近的 50 年中，我们人体的体温降低了近 1℃。体温的降低，妨碍了体内脂肪酸、尿酸等废弃物的燃烧和排泄，引起高血脂、糖尿病、痛风和高血压的发生。而免疫监控能力的下降，是导致肿瘤增多的重要原因。

如果在正常体温的基础上，想办法让体温提高 1℃，我们的免疫力就会增强 5～6 倍,许多疾病将离我们远去!

人之将死,其体必冰

古代的中医真的能起死回生吗?当然不能!读那些名医起死回生的故事,您要注意名医决断生死的方法,比如,虽然四肢已经冰凉,但心口窝还有热气——这是心跳未停的征兆;虽然久久没有动静,但鼻孔尚有一丝气息——这是呼吸未停的标志;虽然已经收殓入棺,但滴出来的血液却是鲜红的——这是血液还在循环的佳兆!有了这些征象,名医才敢断定,病人并未真正死亡,因而能用针法、灸法,将病人从鬼门关拖回来!

说到底,还是阳气的作用。心口的热气,鼻孔的气息,鲜红的血液,都是阳气一息尚存的征象。如果人真的死了,只会剩下阴冷冰凉的肉体,绝无活力可言。老百姓把死亡叫做"断气",叫"命归阴",是有道理的。

阳气是我们的命根子,人有阳气则生,阳气绝则亡。及时祛寒,保护阳气,就是保护我们的命根子!

> 阳气是我们的命根子,人有阳气则生,阳气绝则亡。

别拿感冒不当病——从"天下第一方"桂枝汤说起

《伤寒论》隆重推出的第一个方子,其实是非常简单的桂枝汤,只有桂枝、芍药、炙甘草、生姜和红枣五味药组成。但这个方,配伍严谨,为"仲景群方之魁",被誉为"天下第一方"。

这是个调和营卫、驱除寒气的方子,主要适用于体质虚弱,抵抗力下降,感受风寒,有头痛、发热、出汗、怕风等症状者。但《伤寒论》对本方的论述极为详尽,除了分条论述其各种适应症外,对本方的服用方法也无微不至。药煎取汁之后,要"适寒温",要求药汁的温度适当,不热不凉;"服已须臾,啜热稀粥",服药后喝一点热汤,来帮助养胃、促进发汗排寒,使外邪速去而不致复感;同时"温覆令一时许",要求盖上被子一段时间,避风助汗,待其遍身微微出汗,达到最佳的发汗效果;服药后,汗出病愈,剩下的药就不用再吃了;没有效果的,可以再"服至二三剂";服药时,禁食生冷、黏腻、酒肉、臭恶等物。

> 桂枝汤,由桂枝、芍药、炙甘草、生姜、红枣五味药组成,被誉为"天下第一方"。

《伤寒论》还特别论述不同病情服用桂枝汤的加减方法，以及桂枝汤的禁忌证。

现在来看，桂枝汤绝不仅仅是治疗体虚感冒的一般方子，它对于病后、产后体质虚弱、亚健康状态，以及不明原因的低烧、多汗症、胃肠功能紊乱、妊娠呕吐、多形性红斑、冻疮、荨麻疹等，都有很好的效果。

从对桂枝汤的分析我们不难看出，作为医圣的张仲景，对于风寒侵袭肌表这种看似轻浅的小病，是非常上心的。因为这是祛除寒气的最佳时期，一旦处理不当，或错失治疗机会，寒气就会迁延入里，疾病发生传变，产生合并症，甚至变为坏病！

当代人对于感冒似乎并不重视，认为不用处理，反正七天就能自愈。有人甚至自恃身体强壮，有明显症状还硬抗着，坚持工作学习、熬夜拼搏。许多悲剧便由此产生。

我常劝我的朋友们，千万不要拿感冒不当病！有了感冒，要停下工作，及时休整，保护阳气不受侵害；同时采取措施，把寒气祛除体外，以免留下后患！

> 医圣张仲景，对于风寒侵袭肌表这种看似轻浅的小病，是非常上心的。因为一旦处理不当，或错失治疗机会，寒气就会迁延入里。

不要把小病酿成大病

近年来，治未病的理念越来越受到人们的重视。在疾病发生之前预防它，在疾病轻浅微弱时治疗它，这样才能防微杜渐，避免酿成重大疾病。

人吃五谷，孰能无病？一生从不生病的人是很少的，关键在于对待疾病的态度。敏感的人决不把小病酿成大病，他们会在身体发出不适的信号时，立即警惕起来，静心倾听内在的声音，找到不适的原因，并通过及时的静养、休整，恢复身体的健康。

一般来说，疾病都以一个由轻到重、由浅入深的过程。疾病在微小轻浅阶段，临床表现不太明显，此时治疗，往往能达到事半功倍的效果；一旦病邪入里，病入膏肓，则难以救治，医生也回天无力。

当然，在疾病发生之前做好预防，力争做到不生病、少生病，则是最理想的做法。

> 在身体发出不适的信号时，立即警惕起来，静心倾听内在的声音，找到不适的原因，并通过及时的静养、休整，恢复身体的健康。

维护健康的诀窍是无寒一身轻

既然寒气是诸多疾病的根源,那么,排出寒气,不让寒气滞留体内,是否就能治愈疾病?如果平时能多加防范,避免寒气侵入人体,是否就能维护健康?回答是肯定的!无寒一身轻,这是维护健康的秘诀所在!

遗憾的是,不管是患者还是医生,对寒气都没有引起足够的重视。凡病清热解毒,已成思维定势;动辄使用抗生素、挂水输液,从大医院到小诊所,极为普遍……寒气的危害越来越大,越来越普遍!我曾看过一本教人自医的科普书,不管内外妇儿何种疾病,中药用的几乎全是清热解毒、滋阴凉血的药。说重一点,此风一日不除,国人就一日不能得到健康!

观念的转变是关键。"山重水复疑无路,柳暗花明又一村",只要您知道了排出寒气的重要性,如何排出寒气,便在举手之间!我曾系统总结过排出寒气的方法措施,大体有以下几种:

药物排寒法:通过服用具有温热发散性质的中药,来温补阳气,疏通经络,排出寒气。这是祛寒的主要措施,既能祛除入侵肌表的新寒,又能祛除郁积在脏腑经络的沉寒。

食疗排寒法:通过美味可口的药膳,来增加体能,补益血气,纠正偏差,排出寒气。这是祛寒的基础方法。

针灸排寒法:通过针刺特定的穴位,激发经气;或用艾条艾绒直接温灸某些穴位,祛散寒气。这是祛寒的古典方法。

推拿点穴排寒法:与针灸原理一样,通过推、拿、揉、搓、点、按等手法,刺激穴位,激发经气,促使寒气的排出。

刮痧排寒法:用刮痧板在人体皮肤表面进行反复刮拭,使皮肤出现红色斑点或淤血斑块,以此来舒经活络,活血化瘀,祛寒排毒,激发正气。这是打开寒气排出通路的有效方法。

拔罐排寒法:以罐为工具,排出罐内空气形成负压,吸附于腧穴或应拔部位的体表,从而产生吸力,使局部皮肤充血淤血,以达到舒经活络、行气活血、消肿止痛、祛风散寒的目的。此法可以排出较深部位的寒气。

音乐排寒法:音乐既可以调节情绪,稳定心境,又可以调节神经和内分泌功能。而且,音乐透入人体后,可以激发潜能,增加能量,促使寒气的排出。放声歌唱也可以畅通经络,发汗排汗。

运动排寒法:散步、慢跑、登山、游泳等,可以使气血畅通,汗孔开放,直接祛除寒气。

气功排寒法:气功锻炼了内力,使体内阴阳平衡,气血调和,寒气缓缓排出。

熏蒸排寒法:通过体表的熏蒸,使毛孔开放,肌表温煦,血气循环加快,从而排出寒气。

从根本上维持健康,要从保护阳气着手

虽然,我们有很多排出寒气的方法,但这都是外力。在人体内部,阳气才是排寒的根本动力。寒气侵入体内,能否及时排出,与阳气关系很大。阳气不足,单靠外力,寒气是很难彻底排出的;而一旦养足了阳气,再通过合适的方法,就能把陈寒痼冷缓缓排出,达到健康无病的目的。

阳气是生命的原动力,没有阳气就没有生命。《内经》说:"阳气者,若天与日,失其所则折寿而不彰",失去阳气,人就会折寿而短命。明代医家张景岳说,"天之大宝,只此一丸红日;人之大宝,只此一息真阳",他把人体的阳气比作是太阳。没有阳光,万物就会失去生机;没有阳气,人便会失去生命。因此,中医治病,一定要注意保护好这个阳气。有人把《伤寒杂病论》的核心思想概括为"扶阳气,存津液",是有一定道理的。要想从根本上维持健康,也要从保护阳气着手。

怎样才能保护阳气呢? 首先是要防止寒气的侵袭,因为寒气最容易损伤阳气,一旦发现寒气的蛛丝马迹,就要及时祛除。其二是要补足气血,气血充足了,阳气的生成便有了物质基础。第三是要保证睡眠充足,这样才能使阳气得到养护。第四是不要因不恰当的生活方式,如劳欲过度等而耗散阳气。若从脏腑的角度考虑,保护阳气,重点在于养护好肺、脾、肾三脏。这在随后的章节会详细介绍。

> 阳气才是排寒的根本动力。寒气侵入体内,能否及时排出,与阳气关系很大。

> 保护阳气四法

第二篇

懂得为身体嘘寒问暖

自己看看面色和舌苔，摸摸手和脚，问问自己觉得怕不怕冷？是不是渴了想喝水？大小便怎么样？做些什么样的梦？

身体的冷暖必须自知。

为了您和家人的健康，必须懂得看面色和舌苔

中医诊断疾病，有望闻问切四种方法。四诊中望诊排在第一位，是非常重要的一种诊法。"望而知之谓之神"，意思就是说，面对一个人，如果您一看就能知道他身体是否健康，气血是否充实，阴阳是否平衡，哪一脏腑有病，甚至有什么可能的症状等等，那您就是"神医"，就是医林圣手，您的诊断水平绝对是一流的！

四诊中望诊排在第一位，"望而知之谓之神"。

其实，只要您掌握了疾病的规律，通过望诊来诊断一些常见病症，还是比较容易做到的。这里想告诉大家的，就是根据面色和舌象来判断是否阳虚、体内是否有寒气的简单方法。

首先说面色。我们黄种人正常的面色是微黄透红，明润光泽的，这是健康的面色。当然，由于遗传、体质、年龄、职业的不同，正常面色也有所差别，有的偏红，有的偏黄，有的偏白，有的偏黑……但总以明润含蓄为特点。明润是指面色光明润泽，是精气充盈的表现；含蓄是指面色隐含于皮肤之内而不特别显露，是精气内含而不外泄的象征。当您发现自己或亲友的面色与平时有较大改变，在排除了正常的外来影响因素之后，就要考虑疾病或亚健康的可能。

健康的面色明润含蓄。

以下几种面色，往往提示阳虚而有寒气：

面色白：由于面部毛细血管充盈不足而引起。中医认为大多为虚寒或失血。面色白而虚浮，属于气虚、阳虚；面色苍白而枯槁，属于血虚。气血不足，内里必有虚寒。多见于久病体虚、大出血、慢性肾炎、呼吸系统疾患以及有贫血倾向的人。

面色萎黄：面色萎黄，没有光泽，常提示脾虚、气虚、血虚；也见于寒湿内停。

面色青：面部青筋显露，或整个面色发青，见于受寒、惊风、气血瘀滞、剧烈疼痛等，都提示体内有寒气。

面色嫩红：一般来讲，面色红赤代表有热，但也有人整个面部浮白，而颧骨周围嫩红，往往是内寒深重、阳气浮越的表现。

面色黑：肾虚有寒、瘀血水饮停积的人，往往面色发黑。严重者如尿毒症晚期患者；轻浅者如熬夜后眼圈周围发黑、状如熊猫的人，都有血瘀寒积的表现。

再说舌象。舌诊内容很多，分别包括舌质和舌苔的神、色、形、态等等。正常的舌象，是淡红舌、薄白苔。具体说来，是舌色淡红，舌体柔软，活动自如，鲜明润泽，不胖不瘦；舌苔薄白，透过舌苔，可以隐约看出淡红的舌底，并且舌苔颗粒均匀，干湿适中，不黏不腻。

而以下舌象表明阳虚有寒气：

舌色淡白或嫩白：这种舌头的颜色比正常的淡红舌要浅淡，甚至是明显地泛白色，往往是血气不能充盈舌部的表现，见于气血亏虚、阳虚寒积之人。

舌色青紫：舌头颜色发青，或带有紫气，或紫色，同时舌头润泽而不干燥，甚至水滑欲滴涎水，是阴寒内盛的表现。

舌苔白：白厚而腻的舌苔，提示寒湿或痰湿内停；特别是白滑而润泽者，提示寒饮水积。

另外，不管舌苔的颜色是黄是白，是灰是黑，只要舌面润泽，口不干渴，甚至口水难禁，水滑欲滴，都说明阳虚而有寒气。

对于面色和舌象而言，语言的描述往往不及真实的形象更加生动，因此，课堂上我建议学生，购买一些相关图谱和视频材料，反复观看，经常演练，是能达到一定境界的。

观察面色和舌象是侦测人体是否健康的重要方法，熟练掌握并应用这个方法，虽然不是一朝一夕之功，但为了您和家人的健康，这点时间和精力的投入还是值得的。

正常的舌象，是淡红舌，薄白苔。

观察面色和舌象是侦测人体是否健康的重要方法。

⬤ 怕不怕冷？——判断有无寒气的最简法则

鞋子合不合适，只有脚知道！您的身体状况如何，阳气虚不虚、有没有寒气，您自己最清楚。医生所做的，就是帮您发现这些征象！

医生判断病人体内有无寒气，最简单的方法就是问一问："您怕冷吗？"

无论是在医院给患者看病，还是在家里接受亲友咨询，我都会问:"您平时怕冷还是怕热?"时间久了,连女儿都会笑我:"您这个中医也太简单了,凡人都问问怕冷怕热!"

但这绝不是客套的嘘寒问暖。怕冷怕热,对于判断是否有寒气,至关重要! 阳盛则热,阴盛则寒,阴虚则热,阳虚则寒……患者的冷热,恰恰反映了体内阴阳盛衰的状况。怕冷的原因有两类,一类是阳气亏虚,体内燃料不足,温煦机体的热度不够,这就是"阳虚则寒";另一类是外来阴寒之气入侵,损伤了人体的阳气,导致怕冷,这就是"阴盛则寒"。总而言之,只要您感觉怕冷,就表明阳虚有寒气!

我遇到过许多怕冷的患者。有的是全身怕冷,稍一吹风,稍一受凉,就会感冒流涕;甚至有人大夏天穿着棉衣来找我看病,还冻得瑟瑟发抖;有人说她晚上必须穿着毛裤袜子才能睡着,否则冻得不行。当然,这只是极端的例子,很多人只是比别人怕冷,比别人容易受凉。全身怕冷,反映整体阳气亏虚,体内有寒气。

局部怕冷,则反映相应的脏腑气血不足,内有寒气。比如,有人告诉我,他背部特别怕凉,背部中间有像手掌大小的一块地方,总是冰凉冰凉的,非常难受,到处求治而不能解决。其实,这正是阳虚有寒,水气不化,水饮停积的表现。在《伤寒杂病论》里早有定论,"夫心下有留饮,其人背寒如掌大。"至于治疗,也非常简单,"当以温药和之",我喜欢用《伤寒论》中的苓桂术甘汤,茯苓 30 克,桂枝 30 克,炒白术 30 克,炙甘草 15 克,水煎 20 分钟服用,3、5 服就可见效。还有人常说自己胃部冰凉,像一个冷水袋放在里面,甚至有时还咕咕作响,这是脾胃阳气虚、寒气结聚于胃脘的表现,多见于胃溃疡患者,只需要温中散寒就可以缓解症状。而有些医生不明白这些,一见病人是胃溃疡就清热养胃,往往是越治越重。还有人腹部怕冷,特别是有些女士,月经期小腹部冰凉冷痛,这肯定是寒气凝结的表现,千万不要一味地活血化瘀。其他还有,比如腰部怕冷而疼痛,是肾经有寒;头痛而怕风怕冷,是寒气伤了头部血脉。

需要注意的是,对于怕冷这一症状,中医有恶寒和畏寒的区别。如果您感到怕冷,但给您加件衣服、多盖个被子、用个电热

边注: 怕冷怕热,对于判断是否有寒气,至关重要!

边注: 全身怕冷,反映整体阳气亏虚,体内有寒气。

边注: 注意恶寒和畏寒的区别。

毯就能有所缓解,那就是畏寒,提示阳气亏虚、内里有寒;如果这些措施都不见效,通常还伴有发热、寒战,则是恶寒,是外来邪气侵袭人体,邪气在表的反映。

另有一些特殊征象,也可以看作是怕冷,提示寒气的存在。一种是病人身上热乎乎的,但又总想穿衣加被,说明他内里有寒;另一种是病人虽然怕冷不显,但总体来说比较喜暖,身体局部总想用手或者暖水袋捂一捂才觉得舒服,这也是寒气的特征。

对于阳虚,轻者可经常喝一点生姜红糖汤,或者用后面介绍的药膳补足气血,排除寒气;严重的就要用中药汤剂来进行调理了。

我常告诫学生,要成为一个好医生,必须了解患者的冷暖,这不仅是医德的要求,也是辨析寒热、提高医术的重要环节;对于读者而言,知道了判断自身寒气的最简法则,就不会一见口腔溃疡就去喝凉茶清火,也能避免被那些不问寒热、不辨阴阳的庸医所误。

寒热极为重要,
"一问寒热二问
汗",可惜好多中
医都没有重视。

寒热极为重要,在明代医家张景岳的《十问歌》,它是列在第一位的!"一问寒热二问汗",可惜好多中医都没有重视。

● 摸摸手和脚,就能侦测寒气的蛛丝马迹

看病时,在诊脉之后,我会顺便摸一下病人的手,感知一下手的温度。这是侦测阳气是否亏虚、寒气是否存在的最为简便而有效的方法。

四肢温度不够,则
提示阳气不足、内
有寒气。

中医认为,头为诸阳之会,四肢为阳气之末。也就是说,人的四肢是阳气灌溉的终点。只要手足温热,阳气就比较充足;四肢温度不够,则提示阳气不足、内有寒气。

手足温热程度,一
般分为手足不温、
手足冰凉和手足
厥冷三个层次。

有经验的人卖葡萄想知道葡萄甜不甜,最简单的方法就是挑整串葡萄最顶端的一个尝一尝,如果这个葡萄是甜的,那整串葡萄就应该没有问题!有经验的中医师要想知道患者阳气虚不虚、体内有没有寒气,最简单有效的方法就是摸一摸他手足的温度。医生用手感知出来的手足温热程度,一般分为手足不温、手足冰凉和手足厥冷三个层次。手足不温,指的是手足的温度有所减低,感觉不暖和,这往往是阳气亏虚的先兆,可能有轻微的

寒气；手足冰凉则是指手足温度明显降低，摸起来凉凉的，有时还伴有湿湿的手汗、脚汗，这是阳气明显亏虚的征象，表明体内寒气很重；手足厥冷则是手足温度极低，没有一丝热气，甚至未触摸到手足既感觉到丝丝凉气，有的人肘关节、膝关节之下都是冰凉冰凉的，这是阳气极度亏虚、阴寒极盛的表现，往往见于心绞痛、休克等急危重症。对于那些手足厥冷而症状并不严重的人，也要提高警惕，防止危险的发生。

也有一些手足心发热的人，虽然手脚温热甚至发烫，总想摸住凉的东西才觉得舒服，但其人特别怕冷，容易出虚汗，这也是阳虚有寒气的表现。因为他的阳气太虚了，不能回纳，反而浮散于外，手脚便出现虚热的假象。

注意手脚虚热的假象。

也有一些特殊情况需要分辨。比如有些容易生气的女士，平时打嗝、嗳气，生气后会突然昏厥；或者突然腹痛，马上就要大便，便后疼痛缓解。这类人也会伴有手足冰凉甚至厥冷，但没有怕冷、精神萎靡等阳虚寒气征象，这是肝气郁结、阳气不能通达四肢的表现，不属于寒气。

⬤ 渴不渴？——揭秘最深奥的气化状态

"嘴巴干不干?""想不想喝水?""想喝热水还是凉水?"找中医看病时，您会不会感到奇怪：我不是糖尿病，不是尿崩症，也不是干燥综合征，怎么医生尽问一些不相干的症状呢？

其实，对于中医而言，了解患者口渴不渴，对于判断机体的气化状态，极为重要。

了解患者口渴不渴，对于判断机体的气化状态，极为重要。

气化，这是一个非常复杂的名词术语。在化学上，它是指通过化学变化将固态物质直接转化为气体物质的过程；而在中国哲学领域，它是指阴阳之气化生万物的过程；在中医学中，气化指的是人体内气机的运行变化和升降开阖，如脏腑功能的实现、气血津液的输布、经络的流注等等；还可以专用于概括某些器官的特殊功能，如三焦对体液的调节称"三焦气化"，膀胱的排尿功能称"膀胱气化"。

是不是有些云里雾里？不管这些，我们来看一个实际的例子。我们都知道，人体内有大量的水液，这些水液只有不停运水液运行的一种重要形式，就是要在阳气的温煦作用下，化成水气。这一过程主要依赖于肾阳的作用。

动，才能发挥其正常生理功能，一旦停止运行，就会形成水肿、积液、痰涎等。而水液运行的一种重要形式，就是要在阳气的温煦作用下，化成水气。这一过程主要依赖于肾阳的作用，称为肾的气化。

平时我们知道，人只有在天热、干燥的时候，才会感到口渴，比如在炎热的夏天、在发高烧时；而在冬季，一般不会口渴。因此，如果生病时您不感到口渴，往往提示您阳热不盛，甚至有寒气内停；体内气候不热，所以您就不渴。如果您感到口干，但又不想喝水，或者只是想用水蘸一蘸口唇，并不想咽下，也提示有寒，或者是瘀血阻滞。这时因为有寒气，水不能化，因而拒绝更多的水进入体内。如果口渴想喝水，则又分为两种情况：想喝凉水者，提示热盛阴虚；想喝热水，甚至滚烫的水，那是体内阳气虚竭、寒气太盛的表现。因为体内阳气不足，不能通过蒸腾作用将水液化为水气，水就不能向上运行到口腔，起到滋润作用。对付这种口渴一定要注意，不能补水，而应该补火！就是要及时温经回阳，祛除寒气。

概括一下，口渴不渴能反映您体内水液的气化状态。口不渴，或者口渴而不想喝水，或者想喝热水，都提示您体内阳气不足，寒气内存。临床上我曾治疗一些干燥综合征的患者，口很干渴，但却喜欢喝热水，怕冷也比较明显，其他医生用滋阴的方药没有获得效果，而我判断为阳虚有寒，通过温阳散寒，症状就能得到缓解。

● 精神萎靡，总想睡觉——阳气虚亏的征兆

一天到晚老想睡觉，这是阳气亏虚的典型表现。

有个中年男士找我看病，突出症状就是一天到晚老想睡觉。白天在办公室，别人谈着话，他就呼呼睡着了！昏昏沉沉，无精打采！

这是阳气亏虚的典型表现。《黄帝内经》指出，"阳气者，精则养神"，阳气充足是精力旺盛、神安志和的基础。阳气不足，就会疲倦困乏，缺少活力。《伤寒论》在谈到心肾阳虚的少阴病时，主症就是"脉微细，但欲寐"——总想睡觉！

如果您总是感到精力不足，容易疲倦，甚至睡眠增多，说明

阳气已经亏虚了,需要找一找原因,及时诊治。

大小便也是健康的晴雨表

在没有现代生理解剖知识的古代,中医对生命和疾病现象的探索主要是用整体的、动态的、类比的方法。比如,体内阳气到底虚不虚? 有没有寒气? 我们不可能把活体剖开来观察,即使剖开了,也检测不到阳气、寒气。那是不是就没有办法了解体内的状况了? 当然不是,除了前述的判断方法外,询问患者的大小便情况,也是行之有效的方法。这些都属于"司外揣内"的黑箱研究方法,说白了,就是通过考察病人外在的症状体征等疾病表现,来推测、体悟其内在的疾病情形。历代医家在这方面积累了丰富的经验。《伤寒论》有这样一句话,"伤寒哕而腹满,视其前后,知何部不利,利之即愈",就是强调观测大小便的状况,看哪里不通,并确定相应的通利之法。

大小便是人体最主要的排泄物,前后二阴又是由肾直接主司,因此,大小便的状态就成了反应健康状况的晴雨表。"拉得好不好,真的很重要"!

大便总是稀溏不成形,有时散烂如泥,甚至清稀如水,平时又怕冷、腹部不适者,属于脾肾阳虚,寒气内停。

大便中经常夹有不消化的食物,吃玉米大便中就有玉米,吃胡萝卜大便中就有胡萝卜残渣——中医把这叫做完谷不化,是脾阳虚寒的表现。

大便难以控制,稍一紧张、受风,马上感到腹痛,腹痛就想大便,大便后腹痛缓解——这叫痛泻,与脾虚肝旺有关。

大便次数多而没有腹痛感觉者,也多属于脾肾阳虚;大便中经常夹有白膜、脓血,但肛门并无灼热感者,也属于阳虚有寒。

大便虽然不干,两三天才能一解,并且排便无力,便后非常困倦,感到头昏乏力,属于阳气亏虚,千万不能滥用大黄、番泻叶来通便,因为这些药可能更加损伤阳气。

老年人便秘,大便干结像羊屎,但伴有怕冷明显,腹部发凉者,属于肾阳亏虚,不能轻易使用泻药,应当找有经验的中医师辨证调治。

大便总是稀溏不成形,平时又怕冷、腹部不适者,属于脾肾阳虚,寒气内停。

女士便秘,大便四五日不解,也没有特别不适的感觉,面色偏白者,有可能属于血虚,补血就可以使大便通畅。这是治本的方法,用泻药只会痛快一时,之后更加难解。

以上所述大便异常的情况,均是临床常见,多提示阳虚有寒。

至于诊察小便的意义,详见第四篇。

阳气虚不虚,梦中露玄机——奇特的析梦诊病法

梦是我们熟悉的一种现象,因为大家都有做梦的经历;但梦又是神秘的,千百年来,人们一直都在试图弄清梦所蕴含的意义,特别是对于一些奇怪的梦,比如一些在生活中不可能出现、也从未思考过的事情,却总是在梦境中出现,这往往使人感到惊奇,百思而难得其解!

作为医生,我喜欢从身心健康的角度来分析梦境,从中得到一些疾病的信号。比如在诊治失眠的过程中,我经常询问患者:是否做梦,有没有噩梦,做什么样的梦,以及梦醒后有没有特别不适的感觉。通过辨析梦境,经常可以发现一些虚寒征象。阳气虚不虚,梦境是可以透漏玄机的!

有患者告诉我,她经常梦见自己站在雪地中,浑身冷得发抖,却总找不到暖和的地方,找不到添加的衣物。这往往是体内有寒气的典型梦境。

有患者告诉我,她经常梦见自己身处水中,或在河里,或在海里,或者被洪水困住,总也得不到解脱。这是阳气亏虚,水寒之气泛滥的表现。

有女士告诉我,她经常梦见死去的人,有的是亲人,有的是不相干的人,但在梦中她也知道身处梦境,但并不害怕。这一般是阴气重、阳气虚亏的表现。

还有人梦到被人追逐,拼命想跑,却如牛陷泥潭,怎么也跑不动,着急、心慌,甚至醒来后还感到心惊肉跳,这往往是过度紧张,心气不足的表现。如果平时手凉怕冷,那就是心阳虚。建议作心电图或24小时动态心电检查。

阳气虚不虚,梦境是可以透漏玄机的!

有人梦见从高空坠落，久久不能落地，落地时有心中发虚、惶恐不安的感觉，有的因此伸腿而惊醒。在小孩，往往是长高的征兆，在成人则往往有失落之心情，或者是上热下寒、心肾不交的征象。

中老年男子，常梦见腹胀，欲解小便，到处寻找厕所而不得，找到厕所又因种种原因不能顺利解下，这是憋尿的刺激，也提示肾气亏虚，有前列腺疾患之虞。

有人经常梦见自己远道而行，却忘了穿鞋子，致使足部疼痛，灼热，非常难受；或者行走在沙粒石子上，光着脚极为不适。是阳虚、虚阳外越的表现。

梦中与人争吵，感到特别生气，特别困倦，提示压力过大，肝郁气滞，也有阳气不足的可能。

还有人的梦境难以启齿，比如有一中年妇女告诉我，她会梦见和不认识的人做那种事情，醒后觉得非常难堪；也有男士在梦里有性行为，其实都是阳虚的表现。

有人告诉我，他经常睡不着，一睡着就做梦，但往往是胡梦颠倒，连夜有梦，但记不清具体梦境，早晨起来头昏脑涨，思维不清，心慌腰酸。这往往是肾阳亏于下、心火亢于上的表现。正常情况下，心火需要下达于肾，与肾阳一起温煦肾水；肾阴需要上济于心，与心阴一起制约心火。一旦失去平衡，就会形成心肾不交的格局，出现失眠、多梦等情况。

> 肾阳亏于下，心火亢于上，心肾不交，出现失眠、多梦。

这样的说法有没有道理呢？笔者通过临床实践证实，凡是遇到上述梦境，就要注意阳虚的可能，再结合其他四诊收集的资料，辨析五脏阴阳气血的状况，许多病例，通过温补阳气的方法得到了解决。我最常用的方子就是桂枝甘草龙骨牡蛎汤，由桂枝 30 克、炙甘草 30 克、生龙骨 30 克、生牡蛎 30 克组成，方很简单，却很有效。

其实，中医通过辨析梦境来诊病，有着悠久的历史。《黄帝内经》指出，"阴阳贵乎协调，阴平阳秘，精神乃治"，若阴阳失调，则可致梦。因此，通过梦的分析就能判断阴阳的状态。所谓"阴气盛则梦大水而恐惧，阳气盛则梦大火而燔灼，甚饥则梦取，甚饱则梦予"。

● 红外热成像——寒气的客观指标

与古人不同,现代人更相信用仪器检测出来的客观指标。那么,人体内的寒气到底有没有客观指标呢? 近年兴起的红外热成像技术为我们提供了检测寒气的手段。

红外热成像检测寒气的原理是这样的:人体是一个热辐射体,当体内某一区域有寒气时,该区域的新陈代谢就可能减慢,其分子热运动就会减弱,相应的红外热辐射能量也减小,仪器所捕捉到的图片也就呈现出特有的变化。而且,红外热像仪可以获得整个人体连续的、动态的红外信息。

有人研究发现,哮喘的小儿属于虚寒的,其指头末端的温度比健康儿童明显降低;而病性属热的,其甲状腺和大椎穴的温度就比健康儿童明显升高。同样,对于关节疼痛的患者,属寒属热也有不同的热像图表现。对高血压病的研究发现,阳虚型的高血压病患者,其面部平均温度明显低于阳亢型的患者,二者的差别非常显著,这一结果印证了"阳盛则热,阳虚则寒"的病机规律。研究还发现,高血压病患者的面部红外线图像经常出现冷斑,阳亢型病人出现的是小冷斑,而阳虚型病人则出现冠状的大冷斑。正常人面部温度均匀,没有冷斑。冷斑是局部代谢减低的表现,如果您有高血压,通过检测发现额部有大片的冠状冷斑,就提示您阳气亏虚,内有寒气。

高血压病患者的面部红外线图像经常出现冷斑,冷斑是局部代谢减低的表现。

第三篇

充实人体的气血之源

　　疾病和衰老，归根到底都是人体能量不足引起的，一旦能量用尽，生命便告终结。而人体的能量，来源于气血；充实气血，就是给人体充电！电力充足，人体就会自发启动修复工程，祛除疾病，维护健康。

疾病和衰老,归根到底都是人体能量不足引起的,一旦能量用尽,生命便告终结。而人体的能量,来源于气血;充实气血,就是给人体充电!电力充足,人体就会自发启动修复工程,祛除疾病,维护健康。

充实人体的气血之源,大体上有两类措施。一类措施是通过补益气血的食物,保证人体制造气血的原料充足。人不能像植物一样,自己能将外源的无机物转化成自身需要的养分,必须摄入现成的动植物食物,以此来化生气血。因此,对于人来说,水谷就是气血生化之源。离开食物,气血的生成就没有原料,人就会亏虚、会患病,甚至死亡。另一类措施,则是通过健脾和胃,使人的受纳运化功能强健起来。这样才能够摄入足够的营养物质,并有足够的能力将这些营养物质消化吸收,化生成气血。从这个意义上讲,脾胃就是人类气血的生化之源。人有胃气则生,无胃气则亡。脾胃历来是医家调整身体的重点关注对象。

⬤ 血气不足,寒气就会乘虚而入

中医重视气血亏虚在发病中的重要作用。

"正气存内,邪不可干。邪之所凑,其气必虚"——这是中医的发病观。在导致疾病的多种因素中,中医更重视气血亏虚在发病中的重要作用。流感流行时,有人得病,有人安然无事;遇风淋雨,有人感冒发烧,有人则没有不适——这与内在气血的亏虚与否有直接关系。

因此,预防疾病、维护健康、避免寒气侵袭的秘诀,就是通过各种措施,补足气血,使寒气无孔可入!

病从口入不是虚言

让我们来分析一下,有哪些病是吃出来的!急性胃肠炎,这是最容易想到的;哪一天吃了不干净、变质的食物,就会得急性胃肠炎,恶心呕吐,腹痛腹泻,浑身不适。胃肠型感冒,也是大家熟悉的。吃得过多过饱,内里饮食不消化,再加上受风受寒,便会发热、怕冷、身痛、拉肚子。急慢性胃炎、胃溃疡,基本上都与饮食不规律,吃生冷、煎炸、油腻食物有关。高脂血症、脂肪肝,都是由于摄入过量的肥甘厚味,加上运动不足引起的。高血压也与饮食有关。有人口味较重,长期摄入过量的食盐,如果遗传有高血压的基因,便会发生高血压。冠心病的发生,也是由于嗜食肥甘,导致冠状动脉粥样硬化。其他如过量饮酒引起胃出血,引发脑中风;长期抽烟引发肺癌、肠癌;长期饮食单调引起营养不良,内分泌紊乱,甚至贫血;进食过快、过于肥腻,导致肥胖等等。其实,饮食不节可以引起脾胃亏虚,气血不足。这就从根本上破坏了抗病能力,导致寒气入侵,诱发许多疾病。

　　因此,要想健康,就要把好"病从口入"这一关。

> 要想健康,就要把好"病从口入"这一关。

饮食不节是健康的大敌

　　除了饮食不洁之外,饮食不节是饮食因素致病的主要方式。饮食不节损伤脾胃功能、影响气血化生,进而引起抗病能力的下降。临床发现,许多疾病的发生都与饮食不节有关。

> 除了饮食不洁之外,饮食不节是致病的主要方式。

　　饮食不节首先表现为吃饭的时间不规律。不能按时进食,时间节律被打破。该吃饭时不吃饭,身体按时分泌的消化酶便会损伤消化道黏膜;不该吃饭时又去进食,食物没有足够的消化酶消化,便会滞留胃肠,造成肠胃负担。

　　饮食不节的第二种表现是食量无节制,饥饱无常。许多成年人像小孩子一样,不能控制自己的嘴巴。遇到可口的饭菜,则饱餐一顿;遇到不好吃的,则忍着饥饿,甚至饿得头昏。胃肠的舒张和收缩极不规律,体内养分的供应也不能如常。日久必生病患。

　　饮食不节的第三种表现是饮食有偏嗜。有人特别喜欢吃咸的,口味很重。盐的摄入过多,会形成高血压;有人特别喜欢吃甜的,每次都吃大量的糖,这样会损坏牙齿,造成消化道细菌的过度滋生繁衍,与糖尿病的形成也有关系;有人特别喜欢吃香的,吃油腻的,一顿不吃肥肉就感到嘴巴不舒服,这样的人容易的高脂血症、动脉硬化;有人则嗜烟酒,这样的危害更大。

饮食不节的第四种表现是饮食不全面,偏食。正常的饮食结构应该是"谷肉果菜",合理搭配。长期偏食的人会造成某些营养素的不足,比如维生素、矿物质的缺乏,导致营养不良。

此外,不注意饮食前后的养生保健,也会影响健康。不注意饭前洗手,就会给细菌、病毒、寄生虫的入侵创造机会;饭后立即运动或工作学习,消化道得不到充足的血液供应,就会造成消化不良。

气血决定温度

许多人都有过发烧的经历,但恐怕没有几个人喜欢发烧的感觉:头身发烫,酸软无力,怕风怕冷,口干口渴,肌肉酸痛。测一测体温,38℃、39℃,甚至40℃!输液、吃抗菌素、吃清热解毒的中药……您想尽了办法,想把温度控制在正常范围,似乎只有这样,健康才能步入坦途!

但是您想过没有,发烧在大多数情况下,是机体遭受外邪入侵,气血奋起抗争的反映!感冒了、肠炎了,体内进入了大量致病的细菌和病毒,身体会调集各处的兵力——白细胞、吞噬细胞,来抗击敌人;同时会调集运输队——红细胞,把粮草运输到前线。这个时候,温度的升高,表明战斗在激烈进行;您的兵力越足,战斗得越激烈,体温能升得越高!

发烧在大多数情况下,是机体遭受外邪入侵,气血奋起抗争的反映!

如果您体质虚亏,气血不足,没有足够的兵力,那就糟了!细菌、病毒等微生物入侵了,您没有足够的兵力调配,少量白细胞不能与敌酣战,红细胞不足使粮草不够供给,前线必然是战斗无力,打打停停,甚至缴械投降。这时战斗表面上并不激烈,表现在体温就是体温不高,实际上却是无力抗邪,将生大病的征兆。《伤寒杂病论》说:"病有发热恶寒者,发于阳也;无热恶寒者,发于阴也。"发于阴的,病邪直犯肝脾肾,比较危重,必须抓紧时间救治!

有许多老年人,感到全身不舒服,酸困无力,头痛头昏,没有食欲,测一测,体温并不高。这时可不要掉以轻心,要查一下血常规。有时候会发现白细胞、红细胞低于常值。这实际上是体虚、气血不足的表现。气血缺少抗邪能力，体温便不能升高。

在一定的范围内，温度升高，不仅有利于驱邪外出，而且有利于机体的修复。我们在发烧时，感到心跳会加快，就是血液运行加速的缘故。气血运行快了，就能迅速循行周身，将兵力和粮草及时运到战场，达到迅速抗菌消炎的目的；并且会加速局部损伤的修复。同时，较高的体温，也会限制细菌的生长——这实际上是人体的一种自我保护机制。

可见，气血是人体健康的重要物质基础。调理脾胃，补足气血，才能保证一定的温度，祛病延年，维护健康。

气血不足必然导致风寒内侵

想一想，您什么时候最容易感冒？

许多朋友都有这样的体会，哪一段时间特别劳累，一不小心，就感冒了。甚至劳累不适和感冒症状的出现，似乎没有截然的界限。刚开始您只是觉得累，后来才发现不对头，是感冒了！

有的朋友是在劳累之后呼呼大睡，第二天发现感冒的。一夜的酣睡不仅没有消除疲乏，相反还增加了身困乏力、头痛项强的症状。

哪几天食欲不振、消化不良，感冒也会趁机而入。因为此时，您的气血亏了！

心情不好的时候，也容易感冒。生气、郁闷使气血循行不畅，表面亏虚不能抗邪，因而细菌病毒乘虚而入。

这就是《黄帝内经》总结的中医发病学规律："正气存内，邪不可干。邪之所凑，其气必虚。"气血不足必然导致风寒内侵！《伤寒杂病论》也说得明白："血弱气尽，腠理开，邪气因入。"

> 正气存内，邪不可干。邪之所凑，其气必虚。

值得强调的是，风寒内侵不仅仅引发感冒，许多疾病，包括冠心病、心绞痛、支气管哮喘、急慢性肾小球肾炎、风湿类风湿、慢性结肠炎等等，都与寒邪的侵入有关！

气血不畅会让体内的垃圾堆积如山

要想健康，气血首先要足！气血不足，抵抗力不够，外邪就会乘虚而入。

此外，气血的畅通也很重要，就像一个国家，道路是必须重视的基本建设。"火车一响，黄金万两"。历史上任何一个国家的兴旺，都与当时主要的交通运输方式是否发达有关。

气血是人体物质运输的主要工具，气血畅通，就能把营养运输周身，运输到脏腑组织器官，包括皮肤毛发。充足的气血供应使人的脏腑功能发挥正常，表现在外就是耳聪目明，思维敏捷，面色红润，头发乌黑光亮，皮肤细腻光洁，整个身体健朗。通畅的气血同时也将体内各处的代谢产物送到肌表汗孔、胃脘肠道、膀胱尿路等处，并最终排出体外。

然而，许多内外因素会影响气血的运行，比如寒邪能使道路冻结，湿邪能使道路阻塞，生气引起道路不畅，还有瘀血、痰浊、燥屎、结石等，就像损坏抛锚的车辆船只，不及时清理，会严重影响气血的畅行。

气血不畅，体内的废物垃圾便不能够及时清除，久而久之，就会堆积成山——这是许多慢性病久治不愈的根源。

垃圾堆积在体表部位，皮肤的色泽就会逐渐变暗，并有皮屑、脱发、痤疮等症状出现。

垃圾堆积在皮下，人就会逐渐变胖，脸上出现赘肉，脸皮变厚，甚至整个身体包括都会均匀地胖上一圈，看起来大腹便便，肥头肥脑。这实际上是人到中年之后，气血亏虚，循行不畅，垃圾沉积的直接后果。

垃圾积存于血管之中，就会像多余的废油脂，引起血管粥样硬化，堵塞严重时，影响心脏的血液供应就形成冠心病；影响脑部的血液供应，便形成脑梗塞、发生中风。

垃圾还会沉积于经络，导致经络不通，形成各种以疼痛为主的病症；积存于关节，形成关节炎和痛风；积存于肺，形成慢阻肺、肺气肿；积存于肝胆脾，则形成脂肪肝、胆结石、胆汁淤积和肝脾肿大；积存于肾，影响肾的排毒，会形成尿毒症。

现代医学的许多病症，实际上都是由于气血不通引起的。疏通经络，使气血畅行，是攻克这些疾病的重要思路和途径。本书所介绍的食疗、针灸、点穴、拔罐、刮痧、熏蒸、运动、按摩，以及

气血不畅，体内的废物垃圾便不能够及时清除，这是许多慢性病久治不愈的根源。

疏通经络，使气血畅行，是攻克这些疾病的重要思路和途径。

中药补益气血的各种方法,都是畅通气血的具体措施。

揭秘引起气血不足的五大因素

我周围的朋友中,气血不足的人越来越多。原来总以为,人老了,年龄大了,才会亏虚,才会气血不足。现在看来,这个想法是片面的,年轻人中气血不足者大有人在!

年轻人中气血不足者大有人在!

气血不足主要由不当的生活方式所引起,以下这几位朋友的情况,就很有代表性:

饮食失当:30多岁的小孟是一位出租车司机,因头昏乏力、胃脘凉痛1年找中医调理。他说自己自幼胃口很好,什么热的、凉的吃下去都没有问题。由于职业的原因,他吃饭没有规律。有时候饿了,但有客人要送时,忍一会也就过去了;有时到了吃饭的时间,感觉还不太饥饿,也就不按时进餐。但近一年来,他感到精力明显不如从前,头昏、没劲,甚至车都开不动了。胃脘部总感到凉凉的,恶心泛泛,不想吃饭。小孟的情况属于气血亏虚,胃部有寒。发病的原因与其饮食不当有很大关系。饮食没有节制,暴饮暴食,饥饱无常,不按时就餐;或者偏食,营养不全面;或者饮食有偏嗜,特别喜欢吃凉的、烫的、辣的、香的、甜的等等,都会造成脾胃的损伤,导致气血化生的能量和原料不足,时间久了,引起气血亏虚。

睡眠不足:46岁的李女士是一家科技公司的业务骨干,因为头痛眩晕半年,经朋友介绍来医院找我。李女士很有气质,但面色却不敢恭维——黄黄的,有点轻微的浮肿,皱纹非常明显,甚至还有点老年斑,看上去不像40多岁的人。交谈中得知,她是一个非常敬业的人,不管在哪个单位工作,都是兢兢业业,从不马虎。在单位完不成的工作,她都要带回家来,有时甚至熬到凌晨两三点。李女士说,多少年来,她每晚的平均睡眠时间不会超过4小时。但她感到精力尚可,并没有太多的不是。半年前开始,她觉得有些不对劲了,稍一用脑思考问题就会头痛头昏,晚上睡不着觉,早晨起不了床。还发过几次眩晕,头晕乎乎的,感到天旋地转,恶心想吐——那种难受使她感到非常恐惧,心中惶恐不安。李女士的病情，无疑也属于气血亏虚！发病的原因是长期生活不规律，该睡不睡，使机体的血气没有恢复的时间，造血也没有充足的时间。一方面是脑力劳动需要大量用血，一方面是睡眠不足没有时间造血，气血不能充养大脑，因而头痛眩晕。其面色不佳、有老年斑，也是血虚的表现。

缺乏运动：40多岁的钟先生则是为减肥来找我的。他是那种白白胖胖的体型，看起来似乎很健壮，但自己却总觉得气短乏力，老是不想动弹，一天到晚瞌睡很多，好像总有睡不完的觉。体重明显超标，1.70米的个头，体重却有90公斤。钟先生说他从小就不爱运动，参加工作后，常年在办公室，坐得多，走得少。自己又不注意锻炼，体重直线上升！今年体检，还发现甘油三酯和总胆固醇都超标，还有中度脂肪肝，这才引起了重视！钟先生的情况很普遍，也属于气血不足。气虚血虚，不能把体内多余的垃圾排出体外，因而发生肥胖。而气血不足的原因，则是因为运动量太少，经脉不能畅通，气血生成的道路受阻。

劳欲过度：来自安徽的顾老先生，因不明原因的贫血找我调治。他来自农村，年轻时长年在外打工，什么伐木、修路、开矿等等重活，他都干过。要不是子女催促，他是不想来看病的，人都是会老的，花那钱干啥？老先生面黄肌瘦，说经常头昏，手脚一点力气都没有。我翻开他的下眼睑查看，颜色淡淡的，估计血色素在6克左右。建议他到血液科进一步检查，他摇了摇头，说没钱做检查了，就开点中药吃吃看吧！这也是个气血不足的患者，得病原因是体力劳动过重，长年累月过劳伤气，气虚则逐渐导致血的生成动力不足，最终导致气血两亏。临床上我们注意到，除了体力劳动过度，伤气而导致血虚之外，脑力劳动过度也会直接引起心脾血虚。我们常说哪个人操劳过度、呕心沥血，哪位家长、哪位老师为孩子为学生费尽了心血，都是指的劳心而伤血。还有一种情况值得注意，那就是房劳过度，性生活无度，会引起伤精，而精血是同源的，肾精损失严重，必然引起气血的不足。总之，劳欲过度可以引起精血的过度消耗，最终导致气血不足。

邪气损伤：我到病房给陈先生会诊，发现他也是个气血不足

除了体力劳动过度，伤气而导致血虚之外，脑力劳动过度也会直接引起心脾血虚。

的患者。他刚动过手术，气色还没有恢复，面色显得有些苍白。他懒懒地躺在床上，说话少气无力，稍一动就虚汗淋漓。他告诉我，自己平时身体很棒的，前不久发现腹腔有个肿瘤，就来医院开了刀。据医生讲，由于血管异常，手术中他流了好多血，术后便感到精力不足，因而要求用中药进行调补。陈先生的病情揭示了另外一类气血亏虚的原因——邪气损伤！本来体质不错的人，遇到外伤、车祸、大病、重病，或受到暴雨、风雪、低温的伤害，均会在短期内伤耗气血；而慢性病、消耗性疾病，则会缓慢消耗正气，导致气血不足。

⬤ 补足气血从健脾开始

　　许多人都有这样的经历：亲人病了，身体虚，想给他补补气血。您费心给他买了补养食物，但他却吃不下去，或者吃后就饱胀、打嗝，甚至还会肚子。在您一筹莫展之时，可否想过，这实际上是患者脾胃亏虚的征兆。脾胃亏虚，再好的东西，他也不能消化吸收。所谓"虚不受补"，指的就是这种情况。因此，要想补气血，首先要想办法把脾胃调好。有经验的中医师，遇到大病重病体质虚弱的患者，最重视的就是患者的脾胃功能。胃口好了，吃饭香了，能消化了，补气补血的食物中药就能顺利到达体内，慢慢调补，气血就会逐渐充足起来。

"虚不受补"，要想补气血，首先要想办法把脾胃调好。

　　脾胃是人的后天之本，气血生化之源。但脾胃也往往最容易损伤，需要根据具体情况，采取不同的调理方法。

温中健脾

　　有的人胃中有寒气，总感到胃部凉凉的，像灌有冷水一样，总想用暖水袋捂一捂才觉得舒服；有的人脾经有寒气，腹部冰凉怕冷，吃一点冷东西就拉肚子。这两种情况，都属于脾胃虚寒，需要用温中健脾的方法来进行调理。可以买几瓶理中丸，或者附子理中丸，或者桂附理中丸，按说明吃一段时间，就会有好转。也可以选择一些暖性的食物和中药，制作药膳来吃。比如用高良姜 5 克、香附 10 克、肉桂 5 克，开水浸泡 30 分钟，当茶饮用。

桂附理中丸

也可以用灸法,将艾条点燃,灸中脘、关元、或神阙穴。或者把手搓热后,按摩胃脘、小腹,也有效果。这类人要特别注意保暖,天冷时,最好用兜肚把肚脐护住,以免受寒。

益气健脾

有人感到胃不舒服,同时气短乏力,提不上气,气色不佳,吃东西又不容易消化,大便不成形,有的还伴有脱肛,胃下垂,这往往是脾气亏虚的表现。需要用益气健脾的方法来调补。可以用中成药补中益气丸、香砂六君丸,按照说明书服用一段时间。气虚乏力明显的,还可以用黄芪 15 克,泡水服用;大便不成形的,则可以用山药粉作粥,经常食用。党参、太子参等补气的中药,也可以选择配制药膳。比如用黄芪 10 克、党参 15 克,与小鸡一起炖成参芪鸡汤,味道清香,益气健脾的功效也很突出。

补中益气丸

燥湿健脾

按照中医的说法,脾主运化,脾的主要功能是主管运化的,就是负责把吃进去的粮食、水果、饮料、蔬菜等等,消磨转化成人能够吸收利用的精微物质;同时把吸收的水谷精微运输到肺和肾。脾的运化功能失常时,首先是不能消化,吃什么拉什么;其次是不能运输,水湿之气停积局部,甚至形成痰饮。痰湿增加了脾的运输负担,导致脾气更加亏虚。因此,临床上痰湿困脾的患者也很多见。这种人经常感到口中淡淡的,或者很不清爽,没有味道,没有食欲,不想吃饭,特别怕见油腻;舌苔总是厚厚白白的,有人早上经常要把舌苔刮一刮、刷一刷,否则感到难受。这类患者需要用燥湿健脾的方法进行调理,可以买中成药香砂六君丸来吃,也可以用陈皮 5 克,焦苍术 10 克,砂仁 3 克,开水浸泡加盖 30 分钟,当茶服用。平时也可以收集一些新鲜的荷叶,加藿香叶 3 克,绿茶少量,泡茶来服。痰湿重的孩子,可以鼓励其吃一些九制陈皮。

脾主运化,脾的运化功能失常时,首先是不能消化,吃什么拉什么;其次是不能运输,水湿之气停积局部,甚至形成痰饮。

香砂六君丸

健脾养胃

有的脾胃不好的人，不想吃饭，总感到嘴巴干干的，时不时要喝点水润一润，似乎唾液分泌不足，胃里有时热热的，有烧灼感。这种人舌头红，舌苔很薄，甚至没有舌苔。这是脾胃阴虚的表现，需要用健脾养胃的方法调治。可以服用中成药养胃舒，平时则需要注意不能吃辛辣、上火的食物，比如辣椒、花椒、胡椒、酒、羊肉、狗肉等。或者用石斛 10 克，麦冬 15 克，炒麦芽 10 克，泡水服用，有一定效果。另外，可以吃沙参玉竹煲老鸭，即用北沙参 15 克、玉竹 10 克，与老鸭一只、调料适量一起炖煮，吃鸭喝汤。

沙参玉竹煲老鸭

健脾开胃

有的脾胃亏虚患者，主要表现为没有食欲，吃什么都没有胃口，胃部有痞塞感。这时最需要开胃消食，增加食欲。中医增加食欲的中药很多，比如保和丸和王氏保赤丸，很适应老年人和孩子；大山楂丸，不仅能消食开胃，对于高血脂和动脉硬化也有防治效果。对于小儿，也可以用鸡内金 10 克左右，研末，分两次冲服；陈皮 3 克，炒麦芽 5 克，花椒 2 克，泡水当茶服。还有个方法，就是用指头点按足三里穴位，每次 5 分钟，每天 2～3 次，有明显的健脾效果。

大山楂丸

疏肝健脾

临床上注意到，有许多女士的脾胃问题，与生气、紧张和压力过大有关。她们经常不想吃饭，胃部饱胀，打嗝频繁，情绪紧张时还会胃痛，甚至胸胁两侧也会胀痛。这是肝郁的表现，需要用疏肝健脾的方法调治。服用逍遥丸或者柴胡疏肝散是比较对症的方法。也可以用炒枳壳 6 克，佛手片 3 克，陈皮 6 克，炒麦芽 6 克，开水泡服。此外，到郊外活动活动，伸伸背，弯弯腰，大声唱唱歌，把胸中的郁闷之气排出去，都有一定效果。

许多女士的脾胃问题，与生气、紧张和压力过大有关。

逍遥丸

通过上面的方法，脾胃亏虚的状况好转了，就可以进一步补足气血了！以下介绍的补血食物，您就可以选用了！

⬤ 超级补血英雄

阿胶

临床上，经常见到一些血虚的女性患者。她们平时脸色发黄，缺少血色，嘴唇总是淡淡的，不涂口红就没法出门；并且月经量少，手脚总是冰凉冰凉的，特别怕冷；尤其是在月经期后，面色更差，头晕乏力明显。对于这些女士，我常建议她们服用阿胶来调养。

阿胶是一味补血良药，它与人参、鹿茸并称中药"三宝"；《神农本草经》中将其列为"上品"，《本草纲目》更称它是"圣药"，迄今已有 2000 多年的应用历史。

阿胶的功效以补血为主，此外还具有滋阴、润燥、止血、安胎、调经等功能。生活中，它既能治病，又能强身，并能美容、养颜，至今仍是中医治疗血虚的首选药物！

阿胶性质平和，安全无毒。它的主要成分是各种蛋白质、氨基酸和钙。现代药理学研究表明，阿胶能促进红细胞和血红蛋白的形成，改善血钙平衡，改善骨髓细胞的造血功能，防止失血性休克的发生。

说起阿胶的补血功效，还有一个故事呢！据说在唐朝初期，山东阿城镇上住着一对年轻夫妻，男的叫阿铭，女的叫阿桥，两人靠贩驴为生。阿铭和阿桥成亲五年后，阿桥有了身孕；不料，阿桥分娩后气血损耗，身体极度虚弱，整日卧病在床，吃了许多补气补血的药，也不见好转。阿铭听老人说驴肉能补，便让伙计宰了一头小毛驴，把肉放在锅里煮。谁知煮肉的伙计嘴馋，肉煮熟了，便从锅里捞出来吃，其他伙计闻到肉香，也围拢来吃，一锅驴肉不大会儿全进了伙计们的肚里。这下，煮肉的伙计慌了，拿什么给女主人吃呢？无奈，他只好把剩下的驴皮切碎放进锅里，倒满水，升起大火煮起来，熬了足有半天功夫才把皮熬化了。伙计把它从锅里舀出来倒进盆里，却是一盆浓浓的驴皮汤。汤冷

阿胶的功效以补血为主，此外还具有滋阴、润燥、止血、安胎、调经等功能。

后竟凝固成黏糊糊的胶块。伙计尝了一块，倒也可口，于是把这驴皮胶送给阿桥吃。阿桥平时喜吃素食，不曾吃过驴肉，尝了一口，直觉得喷香可口，没几顿便把一瓦盆驴皮胶全吃光了。几日后奇迹出现了，她食欲大增，气血充沛，脸色红润，有了精神。事隔年余，那位伙计的妻子也分娩了，产后气血大衰，身体十分虚弱。伙计想起阿桥吃驴皮胶的事，便向阿铭阿桥夫妻借头毛驴，把毛驴宰了，将驴皮熬成胶块给妻子吃。没过几天，他的妻子也气血回升，肤肌红润，大有起色了。自此，驴"皮胶大补，是产妇良药"的说法，便在百姓们中间传扬开了！

　　阿胶调节月经的功能十分突出。据史书记载，清朝咸丰年间，慈禧太后患有"血症"，月经不调，子宫出血，经御医长期治疗始终不能见效。户部侍郎陈宗妫奏告咸丰皇帝，建议慈禧用东阿阿胶治疗。慈禧便试着服用阿胶，没过多久，血止住了，病也慢慢好了，之后还顺利产下一个男婴，这就是后来的同治皇帝。慈禧因此对阿胶情有独钟，终身服用，阿胶也被誉为皇宫御用品。

　　阿胶善于补血养颜，改善肤色。唐代美女杨贵妃皮肤极好，诗人白居易《长恨歌》中写到："春寒赐浴华清池，温泉水滑洗凝脂"，这里的"凝脂"，说的就是杨贵妃的皮肤细嫩光滑。那么，杨贵妃有什么美肤秘诀吗？当然有！唐代的诗人肖行澡说出了杨贵妃美肤的秘密，原来她"暗服阿胶不肯道，却说生来为君容"！为了皮肤细嫩光滑，杨贵妃每天都吃一道叫作"阿胶羹"的药膳！这道药膳的主要原料就是阿胶！

> 为了皮肤细嫩光滑，杨贵妃每天都吃一道叫作"阿胶羹"的药膳！这道药膳的主要原料就是阿胶！

　　需要指出的是，阿胶并不是女性的专利，对于男士体质虚弱者，同样适用。曹操的儿子曹植曾经做过"东阿王"。他初到东阿的时候，体质虚弱，骨瘦如柴。后来常食阿胶滋补，身体日渐强健。曹植感慨万千，作《飞龙篇》说："晨游泰山，云雾窈窕。忽逢二童，颜色鲜好。乘彼白鹿，手翳芝草。我知真人，长跪问道。西登玉堂，金缕复道。授我仙药，神皇所造。教我服食，还精补脑。寿同金石，永世难老。"此诗中所说的仙药，就是东阿的阿胶！

　　阿胶养血滋阴，强身健体，还能延缓衰老。宋代理学大师朱熹非常孝敬他的母亲,他在一封家书中劝母亲,"慈母年高,当以心平气和为上。少食勤餐,果蔬时体。阿胶丹参之物,时以佐之。延庚续寿,儿之祈焉"。寥寥数语,孝心跃然纸上！明代名人何良俊做诗《恩生》,这样说道:"万病皆由气血生,将相不和非敌攻。一盏阿胶常左右,扶元固本享太平"！现代研究表明,阿胶中含有明胶原、骨胶原、蛋白质及钙、钾、钠、镁、锌等,其所含有的蛋白质水解后,能产生 18 种氨基酸！而这些成分就具有营养人体、防止衰老、延年益寿的作用。

阿胶的适应证极为广泛。 作为一种性质平和的补血良药,阿胶的适应证极为广泛。有四类人特别适合服用阿胶:一类是血虚的人,见于贫血、营养不良、体质虚弱者,这类人面色苍白或者萎黄,缺少血色,经常头晕心慌,疲乏无力,手脚冰凉,怕冷。第二类是出血的病人,如吐血、鼻子出血、咳嗽咯血、大便下血等。第三类人是阴虚的人,比如肺阴虚或者肝肾阴虚,表现为体型瘦弱,经常感到腰酸背痛,膝盖无力,口咽干燥,视物模糊,头晕耳鸣,干咳无痰,或痰中带有血丝,手脚心烦热等症。第四类是月经不调的女士,表现为月经经常延迟,月经过少或者过多,经间期出血,以及怀孕时胎动不安,有出血症兆,分娩后体质虚弱等。从疾病的角度讲,患有贫血、支气管扩张、肺结核、血小板减少性紫癜、再生障碍性贫血、功能性子宫出血的患者,都可以服用。

也有些人不适合服用阿胶。 但也有些人不适合服用阿胶。比如,有人脾虚,长期腹泻,服后不容易消化,还有加重腹泻的可能;有人胃弱,服后会呕吐、腹胀;有人舌苔厚腻、痰湿较重,不适宜进补,应当忌用;感冒、急性咳嗽、月经来潮时,也应停服阿胶,待病愈或经停后再继续服用。

对于血虚需要进补,服用阿胶又腹胀不适的患者,可以搭配一些调理脾胃的中药,以促进阿胶的消化吸收。比如,将白术 15 克、橘皮 10 克、鸡内金 10 克,煎汤与阿胶同服;或者服用阿胶前吃点开胃的酸菜、山楂糕、山楂条等。需要注意的是,补气血不能单纯依赖阿胶,要想拥有气血充足的好面色,还必须有充足而平衡的营养,良好而足够的睡眠！

阿胶的服用方法很多,除遵照医生的嘱咐服用外,还可以选用以下方法：

烊化法：这是阿胶最正规、最常用的服用方法。将阿胶砸碎，放在汤盆中，加黄酒或清水适量，浸泡 12 小时；取冰糖适量，加水化成冰糖水，滤去渣后倒入泡软的阿胶中；将盛阿胶的容器放锅中，隔水蒸 1～2 小时，取出放凉后服用。一般一天服用 20～30 克，分两到三次吃。

泡酒法：用阿胶 250 克，打碎，浸泡 1～2 天；加入冰糖或白砂糖、水各 100 ml，连容器一起放在较大的锅内，隔水加盖蒸炖 2～3 小时，待其全部溶化后取出即可。每日 1～2 次，每次服 10～20 毫升。

打粉法：先将阿胶打成小块，再用豆浆机打成细粉，直接用开水冲服；也可以取 3 克阿胶细粉，慢慢冲化到热牛奶杯中，边加入边搅拌，使阿胶粉充分溶于牛奶，趁热服用。这样的阿胶牛奶口感香甜绵软，非常好喝。

当然，如果您还嫌麻烦，也可以到市面上卖一些成品的阿胶制剂，如驴胶补血颗粒、复方阿胶浆、阿胶软胶囊等，按说明直接服用，比较方便。

当归

当归是名副其实的补血圣药，历代许多传统的中药方剂中，都配有当归，因此我国古代医药典籍中有"十方九归"之说。

当归是伞形科植物当归的根，药用部分可分为 3 部，根头部称归头，主根称归身，支根及支根梢部称归尾。

当归生长在高寒多雨的山区，山谷中、溪流边是它扎根成长的地方。而它的性质却是辛温的。它的功效很多，包括补血和血、调经止痛、润燥滑肠等等，而最突出的是它的补血调经功能，因而历来被认为是妇科的良药。《本草纲目》说："当归调血为妇人要药，有思夫之意，故有当归之名"。

我的患者中有许多月经不调、月经前小腹凉痛的，我常选用汉代张仲景《金匮要略》里的名方当归芍药散进行治疗，效果非常好。嫌煎药麻烦的，我会建议她在月经来之前的 3～5 天，用

烊化法，这是阿胶最正规、最常用的服用方法。

当归，是名副其实的补血圣药，古代医药典籍中有"十方九归"之说。

当归5克,加开水300毫升,浸泡30分钟,当茶饮用,一天1～2次,有调经止痛的良好效果。对于那些气色不佳、明显虚寒、手凉怕冷、经常头晕乏力、月经不调甚至闭经的女士,我会建议她们冬天服用当归生姜羊肉汤进补,能显著改善虚冷症状。

现代有人研究了当归的成分和药理作用,发现它主要含有挥发油和生物碱,能兴奋子宫肌、镇静大脑、保护肝脏,防治维生素缺乏,治疗痛经、房颤。

黄芪

在种类繁多的补益药物之中,黄芪是真正属于老百姓的补药。它价格低廉,味道甘美,既能补气,又能生血,是一味祛病健身的良药。

临床上经常遇到一些处于亚健康状态的白领,年纪轻轻,却总感到精力不足,说话声音低低的,少气无力,动不动就感冒,抵抗力很差。我经常向她们推荐,用生黄芪20克,开水冲泡30分钟,当茶饮,最后可以把黄芪嚼嚼吃掉。许多人反应很好,特别是那些经常需要讲话的老师、演员和生意人,原来说话费力、容易嘶哑,服用一段时间的黄芪水后,声音变得清朗了,不容易嘶哑了。有老师告诉我,讲课之前,先呷几口黄芪水,就能够精力倍增,讲起话来滔滔不绝,中气很足。

黄芪的主要作用是补气。它能补一身之气,肺气虚、心气虚、脾气虚、卫气虚等等,只要是气虚,都可以使用。按照现代医学的说法,它能够提高人的抵抗力和免疫力,抗疲劳、抗氧化,增强耐受性。对于体质虚弱、亚健康、疲劳综合征,以及贫血、浮肿、体虚多汗、胃下垂、子宫脱垂、脱肛、高血压、糖尿病、慢性肾炎蛋白尿等症,都有良好的效果。

> 黄芪的主要作用是补气。它能补一身之气,肺气虚、心气虚、脾气虚、卫气虚等等,只要是气虚,都可以使用。

黄芪有许多别名,如绵芪、口芪、北芪等。最早记载于《神农本草经》中,当时叫"戴糁"。古时候,芪字写作耆,因此古书中的黄芪写作"黄耆"。《本草纲目》解释说:"耆,长者。黄芪色黄,为补药之长,故名。"说明黄芪是补药中的佼佼者!

《旧唐书·方伎传》记载有这样一个故事:唐肃宗继位不久,

太后突发急病,昏迷过去,牙关紧闭。水药不能入口,致使文武百官一筹莫展。肃宗十分焦急,情急之下,忽然想起黄芪有益气功能,便对御医说:"太后既然口禁不能服药,宜把黄芪煮汤,用汤气治疗,药入皮肤,可望治好。"御医赶忙煮了几斛黄芪汤,放在太后榻下,顿时,满屋子药味弥漫。没过多久,太后就苏醒了!

1920年秋,胡适先生患消渴,也就是现代医学的糖尿病,经北京协和医院确诊,当时西医认为"无药可治"。朋友们劝他改请中医,胡适说:"中医治病无科学根据,不足凭也,何况西医也已束手。"后来,在家人的劝告下,请来当时的北京名中医陆仲安,陆大夫用黄芪汤为主进行调治,消渴渐渐痊愈。胡适先生因此改变了对中医的看法,并从内心发出感慨:"黄芪有如此大的功效,必须使世界医学界了解中国药的真价值!"

说黄芪是补血英雄,也决非虚言! 在中医理论中,气和血是相辅相成,终始不能分离的。气为血之帅,气足则能造血,推动血液的运行,保证血液在血管之内而不出血;血为气之母,气溶于血之中,血液是气的载体,并能为气提供营养。因此,补血离不开补气。著名的补血方剂归脾汤,就有黄芪。最有意思的是另一张功效卓著的补血名方,方名叫做当归补血汤,一看就知道当归是本方的主药,而实际上本方只有黄芪和当归两味药物,方用黄芪30克,当归6克,黄芪的量是当归的5倍! 在这里,就是重用黄芪来补气生血。黄芪不仅是补气的要药,还能通过补气来生血,具有良好的补血之功。本方益气补血,生血的效果比四物汤还要迅速!

> 气和血是相辅相成的,气为血之帅,血为气之母。

正因为如此,民间常用黄芪煨大枣、黄芪炖母鸡、黄芪煮黑豆等药膳,对气血亏虚者进行调补。这些药膳,美味可口,营养丰富,确属补益上品,经常服用可以增强体质,改善气色,荣颜润肤,延年益寿。特别适用于妇女产后、年老体弱以及病后体虚者服用。

需要指出的是,虽然黄芪是一味很好的强壮补益药物,一般无明显的不良反应,但因其性质温补,易于助火,所以,感冒发热、胸腹满闷者,不宜服用;肺结核病人,有发热、口干唇燥、咯血等症状者,也不宜单独服用黄芪;孕妇也不宜长期大量服用。

> 黄芪是一味很好的强壮补益药物,但其性质温补,易于助火。

紫丹参

我出生在豫西山区，家对门就是伏牛山。伏牛山是秦岭的余脉，山中生长着各种各样的中药。我小时候经常跟着大人上山，认识许多种中药，比如柴胡、连翘、金银花、桔梗、茵陈、地榆、紫花地丁等等。但印象最深刻的，是一种开着紫蓝色、像蝴蝶一样美丽的小花，小花又聚成穗状的中药，它的根是紫红色的，嚼一嚼有种甘甜的味道，煎煮以后则熬出红色的汤汁。老人说这是一种补血的药，叫血参根。遇到血色不好、体质虚弱的人，就可以煎煮血参根，里面打个荷包蛋给他吃。

后来知道，血参根就是著名的中药丹参，又叫紫丹参。它的主要功效就是补血，对于血虚者，表现为面色蜡黄、口唇指甲色淡、头昏失眠多梦的，效果很好。并且单独一味药煎煮，或做成药膳，就能起到作用。因此，古有"丹参一味，功同四物"的说法。四物指的是补血的基本方四物汤，由地黄、芍药、当归、川芎四种药组成，而一味丹参，就能抵上四物汤，可见其功效之卓著！

"丹参一味，功同四物。"

紫丹参也是活血调经的妇科用药。相传在很久以前，东海边住着一个叫"阿明"的青年。他自幼丧父，与母亲相依为命；因在风浪中长大，练就了一身好水性。有一年，阿明的母亲得了妇科病，经常崩漏下血，请了很多大夫，都未能治愈。当阿明一筹莫展之时，有人告诉他说，东海有个无名岛，岛上生长着一种开紫蓝色花朵、根呈红色的药草，这种药草能治其母亲的病！但是，去无名岛的海路暗礁林立，水流湍急，以前想上岛的人十有九死，就像过"鬼门关"一样。但阿明救母心切，他不怕艰难险阻，毅然决定上岛采药。他凭着高超的水性，绕过一个个暗礁，冲过一个个险滩，终于闯过"鬼门关"，顺利登上了无名岛。上岸后，他四处寻找那种药草，终于挖了一大捆，带着药返回了渔村。回来后，阿明每日熬药侍奉母亲，母亲的病真的就痊愈了！村里人对阿明冒死采药为母治病的事非常敬佩，都说这种药草凝结了他的一片丹心，便给这种药草取名"丹心"。后来在流传过程中念转了音，便成为"丹参"了。

紫丹参也是活血调经的妇科用药。

紫丹参不仅能补血调经，其活血化瘀的功效也非常显著。

读研究生时,我曾经返乡给乡亲们义诊,治疗过一个 70 多岁的老太太,胃堵胃痛、吃不下饭、疲乏无力,已经一个多月,打点滴、吃中药西药都没有效果。我摸一下她胃脘的部位,她却直往后躲,说"痛";看其舌质暗紫,有瘀滞之相,因而判断为血瘀,便开了这样一个方子:紫丹参 30 g,檀香 5 克,砂仁 5 克,3 帖。老太太拿到药后见只有小小的三包,便有些疑惑,说"我的病是不是不能治了? 您怎么开这样一点药打发我呢?"我解释说:"您是来看病的,又不是来吃药的。要吃药,这里有的是;要治病,就不在乎药多药少,有效才是硬道理!"三天后,老太太又来复诊,面带喜色,说一帖药下去,胃痛就减了大半! 这药还真神了! 其实,我给她开的,就是专治心胃诸痛的化瘀名方丹参饮,有歌诀为证:"丹参饮中用檀香,砂仁合用成妙方,血瘀气滞两相结,心胃诸痛用之良。"

在云南,当地群众喜欢将丹参和三七混合,打成粉使用,用来治疗和预防高血脂、冠心病和脂肪肝,价格较低,效果突出。有人做过试验,证实丹参能够扩张冠状动脉,增加冠脉流量,改善心肌缺血和心脏的功能;并且有改善微循环、抑制血栓形成的作用。最近,新加坡国立大学医学院药理系的朱依谆博士,用研究西药的方式研究丹参,结果表明,丹参在缩小心梗面积方面与深受西医喜爱的血管紧张素转换酶抑制剂"雷米普利"有同样效果,而且在减少"氧化疲劳"方面更为有效。

> 将丹参和三七混合,打成粉使用,用来治疗和预防高血脂、冠心病和脂肪肝。

紫丹参的常用量是 15～30 克,很少有毒副作用。可以用水煎服,也可以打粉使用。中成药有丹参片、复方丹参滴丸、丹红注射液等,可以根据病情,辨证选用。需要注意的是:服丹参片时忌食牛奶和黄豆,将它们同时服用会降低药效。

枸杞子

枸杞子又叫杞果,是老百姓非常熟悉的补益中药。《本草纲目》记载:"枸杞,补肾生精,养肝,明目,坚精骨,去疲劳,易颜色,变白,明目安神,令人长寿。"枸杞的药用价值备受医家推崇,临床应用广泛,可以治疗肝肾亏虚,腰膝酸软,头晕,目眩,目昏多

> 《本草纲目》记载:"枸杞,补肾生精,养肝,明目,坚精骨,去疲劳,易颜色,变白,明目安神,令人长寿。"

泪,虚劳咳嗽,消渴,遗精等症。

枸杞的一身都是宝,它的嫩茎和嫩叶可作蔬菜,叫作枸杞菜或枸杞头。春天,枸杞开始长出嫩芽的时候,可以像掐豌豆尖一样取其鲜嫩的枝叶,用热水淖过后,加入适量调料拌匀,作为凉拌菜食用,有补虚明目的功效。而枸杞的根皮就是地骨皮,能清虚热,退骨蒸。生活中见到,有的儿童阴虚,经常手脚心发热,其热像从骨头里面蒸发而出一样,因而心烦,夜间睡眠不实,常有盗汗……对这样的孩子,我会建议用地骨皮 30 克,煎煮后用其药汁,打一个鸡蛋进去,煮熟后加红糖适量,让孩子吃蛋喝汤,一周就可以见效。

当然,最具药用和保健价值的还是枸杞子。曾有人分析过枸杞子的营养成分,鲜的枸杞子,每 100 克含蛋白质 4 克,碳水化合物 19.3 克,脂肪 0.8 克;并且,枸杞子含有 18 种氨基酸,其中 8 种是人体必需氨基酸;矿物质除含有钙、磷、铁外,还含有一定数量的有机锗;维生素的含量也丰富而全面;而其主要药效成分是枸杞多糖。

枸杞子突出的功效是养血、美容、明目、抗衰老。相传在战国时,黄河南岸有一青年农夫,乳名狗子,以农耕为业;他娶妻杞氏,杞氏勤劳而贤惠。夫妻日出而作,日落而息,奉养老母,倒也勉强度日。但后来,狗子被召戍边,归来时已是满脸须发。他路见家乡正闹饥荒,田园荒芜,路人讨吃,众乡邻面带菜色,孩子们嗷嗷待哺。狗子非常担心,不知老母与妻子现状如何。待到家时,见老母发丝如银,神采奕奕,妻子面色红润,不像路人饥饿之状,甚感惊讶!妻子告诉他,"去今之年,蝗灾涝害,颗粒无收,吾采山间红果与母充饥,方免其饿"。母亲也说,"吾若非尔媳采红果食之,命已殒矣!"狗子高兴得哭了,对妻子也更加敬爱。邻居听说了,也都争相采食。后人发现狗子妻杞氏所采山间红果有滋阴补血养肺健胃之功效,随采之入药,改名枸杞子,专门治疗阴血亏虚所致的疲乏无力、头晕耳鸣、遗精不孕、视力减退、面色萎黄等症。

枸杞子味道甘美,色泽鲜艳,是药膳食疗的常用中药。我曾留意南京流行的一些美食,诸如酸菜鱼、肚四宝、毛血旺等,汤汁

枸杞的嫩叶可作蔬菜,叫作枸杞菜或枸杞头。

枸杞子突出的功效是养血、美容、明目、抗衰老。

中都有红色椭圆形的枸杞子！通常人们喜欢用枸杞子泡水、泡酒或煲汤服用，而实际上，枸杞子直接嚼着吃效果更好。这是因为，用枸杞子泡水或煲汤时，由于受水温、浸泡时间等因素的影响，枸杞子中只有部分有效成分能释放到水或汤中；而直接用嘴嚼，可以更加充分地吸收其营养成分。

枸杞子直接嚼着吃效果更好，可以更加充分地吸收其营养成分。

最适合吃枸杞子的是体质虚弱、抵抗力差的人；近视、远视、弱视等视力不佳的青少年，以及气色不佳的女士也适合吃枸杞子来明目美容。枸杞子可以提高皮肤吸收养分的能力，还能起到美白作用。枸杞子一年四季均可服用，但每次服用量不宜过大。一般来说，健康成年人每天 20 克比较合适；若用于治疗，每天可用 30 克左右。

需要注意的是，枸杞子性质偏温，因此，感冒发烧、身体有炎症期间，不适合食用；枸杞滋阴润燥，所以脾虚便烂者也不宜用。

仙鹤草

许多中药名字的背后，都有一个美妙的传说。

古时候，有两个秀才进京赶考，途中要经过一片沙滩地带。当时正是炎炎夏天，烈日当空，烤得他们汗流浃背，又渴又累。突然，一个秀才鼻子出血了，在这前不着村、后不着店的地方，急得他们又是用土块塞，又是用纸堵，但都无济于事，血仍然流个不止。恰在这时，一只仙鹤从头顶飞过，嘴里还衔着一根草。他俩便羡慕地喊起来："仙鹤，仙鹤，把您的翅膀借给我们，让我们飞出这个鬼地方！"仙鹤听到叫喊，吓了一跳，嘴一张，衔着的野草便掉了下来。流鼻血的秀才把野草放在嘴里嚼了起来。有了水分的滋润，他感到嗓子不干了，口也不渴了。更奇的是，没多久他的鼻血也止住了！后来，他们中了进士，当了七品县官，就派人到山上找那种野草。经医生辨认、证实，这种野草确实有止血的功效。为纪念送草药的仙鹤，就把它取名叫"仙鹤草"。

仙鹤草是蔷薇科植物龙芽草的地上部分。这是一种多年生草本植物，生长在山坡林下、路旁、沟边。在江浙一带，这种草比较多见。仙鹤草又叫"脱力草"，当地老百姓有个经验，在田间从

仙鹤草又叫"脱力草"。

仙鹤草 30 克，用水煎煮，加入红糖适量，搅拌均匀，喝下去就可以马上缓解症状，恢复体力。

事重体力劳动之后，特别是在炎热的夏季，许多体质不佳的人会感到极端乏力，疲惫不堪，甚至大汗淋漓，此时赶快用仙鹤草 30 克，用水煎煮，加入红糖适量，搅拌均匀，喝下去就可以马上缓解症状，恢复体力。

仙鹤草味苦而涩，既能补血又能止血，另外还有调经、除湿、杀虫、止痢的功效。用于治疗鼻出血、咳嗽带血、尿血、便血、崩漏等各种出血病症；对于赤白痢疾、腹泻、劳伤脱力、痈肿疮毒、滴虫阴道炎、跌打肿痛等，也有明显效果。近来的研究证明，仙鹤草还有强心、升压、降血糖、抗菌、杀虫等作用，其提取物则有良好的抗癌活性。

仙鹤草补血养血，用治脱力劳伤、干呕，血虚面色萎黄，可单用煎服，或与大枣同用；治月经不调，与当归、白芍配伍；用治痈疮，与金银花、蒲公英、紫花地丁、野菊花配伍；用治跌打损伤肿痛，则与苏木、桃仁、大黄同用。用量是每次 15～30 克，水煎服。

红枣

"大红枣儿甜又香，送给咱亲人尝一尝"，歌剧《白毛女》中的这首插曲，对于上世纪六十年代出生的人，可能都不陌生。这首歌使我对香甜的红枣印象深刻！

在中医处方里，红枣极为常用，有温中健脾、养血安神的效果。

从事中医临床之后，我几乎每天都要用到红枣。给病人开立处方之后，经常会叮咛：放几片生姜，放几枚红枣。在中医处方里，红枣极为常用，它性质偏温，味道香甜，有温中健脾、养血安神的效果。特别是它的补血功效，稳固而突出，一直被医家所称道！

曾有一个患有过敏性紫癜的老病人，全身反反复复出现红斑 30 余年，遍访名医治疗也一直未能治愈。今天下午她到专家门诊，见到我高兴地说："告诉您个好消息，我的过敏性紫癜治好了！"她说自己已经两年不发紫癜了，我注意到她的气色和舌象，不是原来的白白浮浮，很有一些血色了！她告诉我，她没用什么特别的东西，就是按照一个民间中医的推荐，一直坚持吃红枣，困惑了几十年的紫癜竟然不药而愈！

　　"五谷为养、五果为助、五畜为益、五菜为充"，这是中医饮食营养的原则。这里的"五果"，指的是枣、李、杏、栗、桃等果品；"五果为助"就是以五果为生命机体营养的有效补助。枣为五果之一，确属果中佳品。作为补品，备受女性青睐。

　　许多人都知道，妇女生小孩之后体质是偏于虚寒的，用小米红枣粥就能起到补养身体的效果；剖腹产的妇女，喝温热的红枣汤有助于排解麻药的毒性，保护肝脏，减轻手术后的疼痛；女士常喝红枣汤，对于经血过多引起的贫血有效，并能改善面色苍白和手脚冰冷的症状；大枣对贫血患者有十分理想的效果，对病后体虚的人也有良好的滋补作用。

　　红枣是一种营养佳品，被誉为"百果之王"。民间有"一日吃仨枣，红颜不显老"，"天天吃红枣，一生不显老"的说法。药理研究证实，红枣能促进白细胞的生成，降低血清胆固醇，保护肝脏；红枣中含有抑制癌细胞、促使癌细胞向正常细胞转化的物质；枣中富含的钙和铁，对于防治骨质疏松和贫血有重要作用，因而特别适应于中老年人、更年期妇女和正在成长的青少年食用；枣所含的芦丁，能够使血管软化，从而使血压降低，对高血压病有防治功效；枣还可以抗过敏、除腥臭怪味，有宁心安神、益智健脑、增强食欲的作用。

　　当然，也有人不适合红枣进补。比如，月经期间眼肿脚肿的女士，体内痰湿偏重，不适合服食红枣；因为红枣味甘，多吃易生痰生湿，加重水肿。体质燥热的女性也不适合在经期服食，可能引起经血过多而伤害身体。外感风热而引起的感冒、发烧者，容易腹胀气滞者，也不宜进食红枣。红枣糖分丰富，也不适合糖尿病患者食用。

红枣糖分丰富，不适合糖尿病患者食用。

花生

　　花生是人们熟知的补血滋养佳品，有延年益寿的作用，民间称之为"长生果"；它含有大量的植物蛋白，因而被誉为"植物肉"，并有"素中之荤"之美誉。

　　花生滋味香甜，性质平和，不温不凉，功善养血补虚，健脾理

花生是人们熟知的补血滋养佳品，有延年益寿的作用，民间称之为"长生果"。

气,对于营养不良、体质虚弱、贫血出血、产妇乳少等病症,都有很好的效果,是大病重病之后、手术病人恢复期、妇女孕期产后进行食补调理的上好食物。

花生特别适合于以下人群:

生长发育阶段的少年儿童:花生中钙含量很高,而钙是构成人体骨骼的主要成分,多吃花生,可以促进少年儿童的生长发育;花生蛋白中含有多种人体必需氨基酸,其中赖氨酸能提高智力,谷氨酸和天门冬氨酸能促进细胞发育,增强大脑记忆能力。

体质虚弱的老年人:花生中含有的儿茶素具有很强的抗老化的作用,赖氨酸也能防止早衰。此外还有维生素 E 和锌,有增强记忆、延缓脑功能衰退和滋润皮肤的作用。因此,老年人常食花生,有助于延缓衰老。

产后乳汁短少的妇女:花生有补血通乳的作用。因其含有大量脂肪油和蛋白质,营养丰富,所以对产后乳汁不足的女士,有良好效果。一般可与大枣、猪手一起炖煮食用。

气色不佳、体型肥胖的人:花生补血,养颜美容,滋润肌肤;花生属于高热量、高蛋白、高纤维食物,吃花生后能引起的明显的饱腹感,因而能够抵抗饥饿、减少其他食物的需求,降低总热量,达到减肥效果。

各种出血贫血患者:花生衣中含有多种维生素,其中维生素 K 有止血作用,对多种出血性疾病都有良好的止血功效。并且花生中含有增强骨髓制造血小板功能的物质,因而对引起出血的原发病也有一定的治疗作用。

慢性肺病和便秘患者:花生能润肺止咳、润肠通便,这主要与花生中含有的丰富脂肪油有关,它可以起到润肺止咳的作用,适用于久咳气喘、咯痰带血的肺病患者。

冠心病患者及有冠心病倾向的人:花生油中含有大量亚油酸,而亚油酸能使体内的胆固醇分解成胆汁酸排出体外,从而避免胆固醇的沉积,防止冠心病和动脉硬化的发生。美国的膳食指南告知百姓,花生所含的脂肪,绝大部分都是不饱和脂肪酸,这种脂肪酸有"动脉清道夫"的美誉,可以显著降低总胆固醇和有害胆固醇的含量,对心血管疾病有很好的预防作用。另外,花

花生所含的脂肪,绝大部分都是不饱和脂肪酸,这种脂肪酸有"动脉清道夫"的美誉,可以显著降低胆固醇,对心血管疾病有很好的预防作用。

红糖性质平和,是补血良药。三味合用,能温通经……物
养血和胃。常用于受凉受风之后周身怕冷明显的……
外,咳嗽气喘伴有怕冷者、怀孕期间恶心呕吐者、吃了…
腹痛恶心者、偏正头痛怕风怕凉者、小儿肚子受凉呕吐…
都可以用本方治疗。在遭受暴雨、冰雪、寒风、水湿侵袭后…
本汤,能加快血液循环,驱散寒邪,防止疾病的发生。

五味枸杞饮

原料:五味子 50 克,枸杞子 50 克,白糖 20 克。

制法:五味子用小纱布袋装好,枸杞子剪碎,一起放入砂锅内,加净水 1 500 毫升,用文火煎沸,滤出药液,倒入盖杯中,加白糖 20 克,搅匀,分次饮用。

功效:健脾胃,补肝肾,养心血,生津止渴。

评介:五味子酸而性温,有补气生津、止泻安神等多重功效;药王孙思邈很重视五味子的补益作用,认为人在夏季五月间,经常服用五味子,可以补五脏之气。特别是夏天困乏无力的人,用它与黄芪、人参等一起煎汤服用,能使人精神倍增。五味子与枸杞子合用,补肝肾作用更加突出。适用于五脏虚亏,气血不足所导致的疲乏无力、面无血色、腰膝酸软、心慌失眠等症。

黑芝麻粥

原料:粳米 30 克,黑芝麻 20 克,盐 2 克。

制法:将黑芝麻洗净,炒香;黑芝麻加食盐少许,研碎待用;将粳米淘洗干净,放入砂锅,加适量清水;煮至成粥,调入芝麻,即可食用。

功效:补益肝肾,通利大小肠。

评介:黑芝麻能润五脏,强筋骨,益气力,经常食用可强壮身体,益寿延年。它还有美容功效,能使皮肤保持柔嫩、细致和光滑;有习惯性便秘的人,肠内存留的毒素会损害肝脏,造成皮肤粗糙,而芝麻能治疗便秘,因而有保肝润肤的作用。黑芝麻反复蒸晒,连同黑枣肉混合成药丸服用,可令白发变黑。此药膳制作

生富含的叶酸、膳食纤维、精氨酸等,也都能对心脏起到保护作用。

肠癌患者及有肠癌倾向的人:花生含有的可溶性纤维被人体吸收后,能够像海绵一样吸收周围的液体和其他物质,之后膨胀成胶带体;在其通过肠道、与许多有害物质接触时,能够吸附某些毒素,随粪便排出体外。这样就减少了有害物质在体内的积存,从而减少肠癌的发生几率。此外,花生中的微量元素硒和生物活性物质白藜芦醇也可以防治肿瘤类疾病。

花生的用量,每天 80～100 克即可,生吃熟吃都可以,但以炖吃最佳。这样既能避免营养素破坏,同时又口感潮润,入口好烂,易于消化;而花生炒熟或油炸后,性质偏热,多食容易上火。如果将花生连红衣一起,与红枣配合,加米煮粥,既可补虚,又能止血,对于血虚体虚者,效果更佳!

当然,花生也不是人人适用。比如,痰湿较重、容易腹泻者不适宜多吃花生,因花生含脂肪较多,有滑肠作用;有胆囊疾病的人不宜食用花生,因花生含有的油脂,在消化时需要消耗胆汁,有可能诱发胆病加重;有血栓和血黏度高的人不宜食用花生,因花生能增进血凝,促进血栓的形成。

此外需要注意,花生容易受潮发霉,产生致癌性很强的黄曲霉菌毒素。发现霉变花生,一定要及时清除,千万不能吃!

羊肉

在以徐州为中心的淮北地区,有一个特别的饮食文化节——伏羊节。节日里,徐州人集中在各个酒店、饭庄、羊肉馆、烧烤摊,吃羊肉,喝羊汤,故曰吃伏羊。

伏羊节在每年夏天从初伏之日开始,持续一个月。众所周知,羊肉是热性的食物,冬天吃热腾腾的羊肉,能够驱寒散邪,是再好不过的美食。但徐州人却在最热的伏天吃羊肉配辣椒,是不是吃反了?

其实,分析起来,这是与中医的养生理论相符的!夏季,阳气蒸蒸,向上向外散发,因而天气十分炎热;但内在的阳热反而

虚少,因而地下相当阴冷。"人法地",与地相应,人在夏季"阳气在表,胃中虚冷",加上天气炎热,往往贪凉饮冷;过食寒凉、空调过冷过久,都容易损伤脾胃阳气。这时吃羊肉,正可以温运脾阳,排汗排毒,将冬春季节郁积在体内的寒气、湿气驱除。

羊肉温补气血的功效十分显著。《本草纲目》记载,羊肉有益精气,疗虚劳,补肺肾气,养心肺,解热毒,润皮肤等多种作用,是营养价值很高的食物。对于肺结核、气管炎、哮喘和贫血患者,表现为虚寒的,特别具有益处。

羊肉虽然好吃,但也不是百无禁忌。风热感冒、急性上呼吸道感染、扁桃腺发炎,以及有痔疮、便秘、小便不畅、容易上火的人,应当注意少吃为佳。

这里推荐一道名为黄芪建中羊肉汤的药膳:羊肉 250 克,洗净切成块,桂枝 10 克、白芍 15 克、炙甘草 6 克,纱布包好;生姜 5 片,大枣 10 枚。共同放入煲中炖煮,将熟时加入食盐、调料。吃肉喝汤,每周 1～2 次。本方健脾阳肾,主治虚寒胃痛、慢性腰腿痛,以及前列腺增生、夜尿频多的人。

猪肝

中国民间有个特别的说法,叫做以脏补脏。吃鸭心可以补心血,安心神;吃羊腰可以补肾气,壮肾阳;吃猪肺可以滋肺阴,补肺气……生活实践证明,这种说法是有一定道理的。

猪肝,就是一种能够补肝、养血、化瘀、明目的食物,用于治疗气血亏虚,面色萎黄,浮肿,夜盲,脚气等症效果显著。猪肝铁质丰富,是补血食品中最常用的食物;猪肝能改善贫血病人造血系统的功能;猪肝中的维生素 A 超过奶、蛋、肉、鱼等食品,因而有助于维持正常的生长和生殖机能,保护眼睛,防止眼睛干涩疲劳;还能改善肤色,有利于皮肤美容。

猪肝性质平和,一般人都可食用。特别适应于贫血患者,经常需要熬夜动脑的知识分子,以及肤色不佳、有黑眼圈的中青年女士。但冠心病、高胆固醇血症和痛风的患者不宜食用。

需要注意的是,肝是动物的解毒器官,里面可能遗留毒素污

因此,买回的新鲜猪肝应先放在自来水龙头下冲洗 10 分钟,然后放在水中浸泡 30 分钟,之后再烹调。烹调时间不能太短,至少应该在急火中炒 5 分钟以上,使肝完全变成灰褐色,看不到血丝为宜。当然,也不能烧得过老,以免破坏营养。

在治疗贫血时,常将猪肝与菠菜、黑木耳、红枣相配,以增强疗效。

鸡肝、鸭肝、羊肝、牛肝等,与猪肝有同样的功效,可以根据自己的喜好选择食用。

● 21 道药膳让您快速补足气血

评价一道药膳的优劣,需要从色、香、味、形、器、能六个方面进行考虑。而这里选出的 21 种药膳,则主要考虑三个方面:其一是效果明显。通过药膳来调补气血,增进体质,养生防病,这是我们的主要目的。其二是味道可口。药膳首先是食品而不是药,所以一定要美味可口,才能使人坚持食用;如果药膳很苦很难吃,那还不如直接吃药。其三是简便易行。所选的材料,包括食物、药物、调料等,都是日常所见,随手可得,价格低廉,因而非常适合普通老百姓。

这 21 道药膳,由笔者精挑细选而来。读者可以根据自己的具体情况,选择使用;也可以交叉变换,避免单调。坚持一段时间,您的体质定会有所改观!

姜糖苏叶饮

原料:生姜 3 克,红糖 15 克,紫苏叶 3 克。

制法:将生姜洗净,切成细丝,与苏叶一起放入瓷杯内,红糖,用开水冲泡,盖上盖温浸 10 分钟,趁热服用。

功效:温经解表散寒。

评介:生姜是大家熟知的调味品,也是一味常用中药辣,性质微温,有温暖、兴奋、发汗、止呕、解毒、健胃等多历来备受养生家和医家重视,有"男子不可百日无姜"苏叶也属于温性,能够解除肌表的寒气,且有和胃安

简单,特别适应于体虚便秘者食用。

枸杞叶粥

原料:新鲜的枸杞叶 100 克,粳米 200 克,豆豉汁、葱、五香调料各少许。

制法:枸杞叶洗净切碎,粳米淘洗干净。将枸杞叶和粳米一起放入砂锅,加水用武火烧至沸腾,改文火熬煮,待米开花、汤稠时,加入豆豉汁、葱、五香调料等,停火焖 5 分钟即成。早晚温热饮用,可长期服用。

功效:补虚清热。

评介:枸杞叶又名天精、枸杞头、枸杞菜,是枸杞的鲜叶和嫩茎,性凉味甘,味道佳美,具有滋补肝肾、祛风明目、清热止咳等功能。叶内除含有维生素外,还含有钙、钴等 11 种矿物质,16 种氨基酸,有益于人体健康。特别是其含有的锗,能提高人体巨噬细胞的吞噬力,有效防癌抗癌、增加免疫力、延缓衰老。枸杞叶粥滋味独特,特别适应于经常发低烧、手脚发热、体虚盗汗的人。

枸杞叶粥滋味独特,特别适应于经常发低烧、手脚发热、体虚盗汗的人。

黄芪人参粥

原料:炙黄芪 40 克,人参 5 克(或党参 30 克),大米 100 克,白糖适量。

制法:将黄芪、人参切成薄片,冷水浸泡半小时,放入砂锅内煎沸,改用小火煎成浓液;取液后再加冷水,如上法煎取二液,去渣;将两次煎液合并,分成两份。每日早晚各用一份,同大米一起煮成稀粥,加白糖,稍煮即可服食。每日 2 次,5 天为一疗程。

功效:益气健胃。

评介:黄芪、人参均能补气生津,味道甘美,作粥食用,效果显著,便于坚持。适用于脾气虚弱,经常腹泻、气短乏力、胃下垂、脱肛等症。

黄芪人参粥,效果显著,便于坚持。

天麻猪脑羹

原料:天麻 15 克,猪脑 1 个,调料适量。

制法:天麻泡软,猪脑冲洗干净,一起放入煲中,加水适量,以小火煮炖一小时以上,成稠厚羹汤,加入精盐调料。一日分 3 次,喝汤吃猪脑。

功效:平肝祛风,补虚止痛。

评介:天麻能补虚而息风定惊,历来被用于治疗头晕眼黑、头痛、肢体麻木以及小儿惊痫动风等症。《神农本草经》里说,久服天麻能益气力,长阴肥健。猪脑不仅肉质细腻,鲜嫩可口,而且钙、磷、铁的含量高于猪肉,能补骨髓、益虚劳、健脑益智,民间有"吃脑补脑"的说法。天麻猪脑羹善治头痛,且能补虚,适应于体质虚弱、神经衰弱,经常感到头昏头痛、眩晕耳鸣者。

天麻猪脑羹善治头痛,且能补虚,适应于体质虚弱、神经衰弱,经常感到头昏头痛、眩晕耳鸣者。

花生小豆鲫鱼汤

原料:花生米 200 克,赤小豆 120 克,鲫鱼 1 条。

制法:将花生米、赤小豆分别洗净,沥去水分;鲫鱼剖腹去鳞及肚肠;一起放入大碗中,加料酒、精盐少许,用大火隔水蒸炖,待沸后,改用小火炖至花生烂熟即可。

功效:健脾和胃,利水消肿。

评介:鲫鱼肉质细嫩,肉味甜美,其蛋白质含量仅次于对虾,且易于消化吸收,经常食用能够增强抵抗力。中医认为,鲫鱼有健脾利湿、活血通络、和中开胃、温中下气的功效,常作为脾肾亏虚、水肿、溃疡、气管炎、哮喘和糖尿病患者的滋补食物,妇女产后食鲫鱼,可以补虚下乳。这道药膳,鲫鱼与补血的花生、清热利尿的赤小豆配合,能起到健脾和胃,利水消肿的作用。特别适用于营养不良所致的浮肿,以及慢性肾炎小便不利等病症。

中医认为,鲫鱼有健脾利湿、活血通络、和中开胃、温中下气的功效。

木耳红枣汤

原料:红枣 10 枚,黑木耳 15 克,冰糖适量。

制法：红枣洗净，清水浸泡约 2 小时后捞出，剔去枣核；黑木耳清水泡发，择洗干净；把红枣、黑木耳放入汤盆内，加适量清水、冰糖，上笼蒸约 1 小时即成。每日早、晚餐后各服一次。

功效：补虚养血。

评介：这道药膳制作简单，却有补虚养血功效，适用于血虚体质以及贫血者食用；无病者食之，可起到养血强壮的保健作用；女士常食，可以驻颜祛斑、健美丰肌。但有湿痰积滞者不宜多食。

红枣花生衣汤

原料：红枣 50 克，花生米 100 克，红糖适量。

制法：红枣洗净，用温水浸泡，去核；花生米略煮一下，冷后剥衣；将红枣和花生衣放在锅内，加入煮过花生米的水，再加适量的清水，用旺火煮沸后，改为小火焖煮半小时左右；捞出花生衣，加红糖溶化，收汁即可。

功效：健脾益气，补血止血。

评介：临床证实，花生与大枣配用，能增强补血止血的效果，对于脾虚血少、贫血、血小板减少性紫癜、血友病等有一定疗效。本方用花生衣，补血效果更佳。适用于气血两虚所致的胃呆食少，短气乏力及各种出血病症。

黄芪鳝鱼汤

原料：黄芪 20 克，鳝鱼 1 条，红枣 10 个，盐、姜、蒜、油适量。

制法：黄芪、红枣洗净，大蒜切片，姜洗净切丝，鳝鱼宰杀后去肠杂，洗净切块备用。锅内放油烧热，放入鳝鱼块、姜末，炒至鳝鱼半熟，将红枣、黄芪放入锅内，加清水，大火煮沸后，用小火煲 1 小时，加盐调味即可。

功效：补益气血，养血安神。

评介：鳝鱼是补血佳品，红枣可养血安神，黄芪补气，气足则血旺；诸药合用，滋补功效大大加强。适应于所有气血亏虚的人士。

木耳红枣汤，补虚养血，无病者食之，可起养血强壮的保健作用。

花生与大枣配用，能增强补血止血的效果。

黄芪鳝鱼汤，美味又补气血！

韭菜炒核桃仁

原料:韭菜 200 克,核桃仁 50 克,香油、食盐各适量。

制法:核桃仁用开水浸泡,剥去皮衣备用,韭菜择洗干净,切成段;将油锅烧热,放入去过皮的核桃仁,不断翻炸,待核桃仁炸至焦黄时,沥干油捞出;再将韭菜放入锅中,翻炒,可以根据口味加入鸡精、盐、味精,再点一些开水,等韭菜炒到七八成熟时,放入刚才炸好的核桃仁,可以再加一些生粉、麻油,大火翻炒均匀即可。佐餐随量食用。

功效:补肾助阳。

评介:韭菜和核桃仁都有补肾助阳的作用,韭菜作用更强。其中,韭菜温阳而发散,核桃仁温肾而收涩,两者配伍,散收同用,既补肾助阳,又不耗散阳气。这道药膳黄绿相间,味道香美。所用原料虽是寻常之物,价格不贵,但效果却是明显的。特别适用于中老年朋友,平常腰膝冷痛、阳痿、性功能不佳者。对于经常感到手脚冰凉、浑身怕冷、小肚子凉痛的女士,也可以用这道药膳。需要注意的是,韭菜炒熟了以后不能久放,否则其含有的硝酸盐会变成亚硝酸盐,食后会使人头晕恶心,因此,制作时要注意韭菜用量,做完以后现吃,不要吃剩的韭菜。

> 韭菜温阳而发散,核桃仁温肾而收涩,两者配伍,散收同用,既补肾助阳,又不耗散阳气。特别适用于中老年朋友。

黄花熘猪腰

原料:猪肾 500 克,干黄花菜 50 克。植物油、葱、姜、蒜、盐、白砂糖、芡粉各适量。

制法:将猪腰切开,剔去筋膜,洗净,切成腰花块;黄花菜用水泡发,撕成小条;葱、姜、蒜切末,备用;炒锅内把油烧热,先煸炒葱末、姜末、蒜末;再爆炒猪腰,至变色熟透;再加入黄花菜、盐,煸炒片刻,加芡粉,至汤汁明透即可。

功效:养血平肝,补肾通乳。

评介:黄花菜又名健脑菜,是集美食、营养、保健与一体的绿色产品。它味鲜质嫩,营养丰富,具有健脑、益智、抗衰老、降低胆固醇、止血止痛、消炎、清热、利湿、消食、明目、安神等作用。

> 黄花菜又名健脑菜,是集美食、营养、保健与一体的绿色产品。黄花菜与补肾的猪腰共同溜炒,补肾功效增强。

可作为病后或产后的调补品。常吃黄花菜还能滋润皮肤,增强皮肤的韧性和弹力,可使皮肤细嫩饱满、润滑柔软,皱褶减少、色斑消退。这道药膳,将黄花菜与补肾的猪腰共同溜炒,补肾功效增强,适用于肾虚腰痛、耳鸣、产妇乳少等。平时痰多的哮喘病患者不宜食用。

泥鳅炖豆腐

原料:泥鳅 500 克,豆腐 250 克。

制法:将泥鳅剖洗干净,豆腐切成方丁,蒜剁成碎末,备用;锅里放入少量油,待油温热后放入蒜末,煸炒出香味后,放入豆腐一起煸炒 2 分钟左右,盛出待用;再将鸡汤倒入锅里,放进葱段、姜片和泥鳅,加适量的盐和豆腐一起煮,约 40 分钟后加入适量的胡椒粉,出锅前加入调好的豆粉汁,这道泥鳅炖豆腐就做好了。佐餐食用,吃泥鳅、豆腐,喝汤。每日 1 次。

功效:健脾益气,延年益寿。

评介:泥鳅补中益气,清热利湿;豆腐滋阴润燥,益气和胃。这虽是一道普通的家常药膳,但对脾胃气虚、妇女产后阴亏乳少者,都有不错的效果。特别适用于中老年人。

泥鳅炖豆腐虽是一道普通的家常药膳,但对脾胃气虚、妇女产后阴亏乳少者,都有不错的效果。特别适用于中老年人。

归地烧羊肉

原料:鲜羊肉 500 克,当归 15 克,生地 15 克,大枣 10 克,姜丝、熟猪油、白糖、酱油、精盐、味精、料酒、清汤、水淀粉各适量。

制法:将羊肉洗净,切成长约 3 厘米、粗约 0.8 厘米的条,入沸水中烫一下,捞出用温水洗净;当归、生地洗净,大枣用水浸泡后,用温水洗净。锅内加入少许猪油,用中火烧至五、六成热时,用姜丝爆锅,放白糖炒化,加羊肉煸炒一会,加入料酒,注入清汤,放入酱油、精盐、当归、生地、大枣等,用旺火烧沸,再改用小火烧约 1 小时,拣去当归、生地,淋入水淀粉勾成浓溜芡,加味精、翻匀,盛入盘内即成。

功效:温经散寒,增重丰体。

评介:这道药膳,肉烂,鲜香微甜,稍有中药味。其中羊肉甘

归地烧羊肉这道药膳,经常食用,能使人肌肉健美,皮肤红润光泽。

温,能够暖中补气,滋阴驱寒,生肌健力;当归、生地、大枣合用,养阴生津,与羊肉一起炖煮食用,对人体补养效果更佳。经常食用,能使人肌肉健美,皮肤红润光泽。对于体质消瘦的女士,有强健丰满作用。

良姜炖鸡块

原料:公鸡 1 只,良姜 6 克,草果 6 克,陈皮 3 克,胡椒 3 克,葱、酱、盐适量,醋少许。

制法:将公鸡宰杀,去毛除内脏,洗净切块,放入锅内,加入良姜、草果、陈皮、胡椒、葱、酱、盐、醋,加水适量。把锅放在武火上烧沸,再用文火炖至鸡肉熟烂即成。

功效:健脾益气,散寒温中。

评介:公鸡有很强的温补作用,良姜、草果、陈皮、胡椒,既是调料,也是温中暖胃、散寒除湿的常用中药;与公鸡肉一起炖煮,散寒温中的效能更为明显。这道药膳适用于消化性溃疡,表现为胃部隐痛、有凉感,食后痛可略减,喜欢用手捂按,呕吐清水,大便溏薄,面色偏白,神疲乏力的患者。

> 良姜炖鸡块这道药膳适用于消化性溃疡,表现为胃部隐痛、有凉感,食后痛可略减,喜欢用手捂按,呕吐清水,大便溏薄,面色偏白,神疲乏力的患者。

附子炖狗肉

原料:熟附子 30 克,生姜 100 克,狗肉 1 500 克,大蒜适量。

制法:将狗肉洗净,切成小块,蒜、姜洗净切段和片备用;将熟附片放入砂锅内,煎煮约 1 小时,然后将狗肉、生姜、大蒜放入,再加水适量,炖至狗肉烂熟即成。

功效:壮阳补肾散寒。

评介:这道药膳中,附子温阳散寒,是治疗阳虚有寒气的主药,因有一定毒性,需购买熟附子,并且要先煎 1 小时。但正因为它辛热峻猛,温阳散寒的作用才非常明显;狗肉、生姜和大蒜,也都是暖性很强的食物,配合应用,能增强散寒的力量。同时生姜和大蒜既可以消除狗肉的腥味,还可以监制附子的毒副作用。本方服后,会感到周身温暖,力气倍增。对于血气亏虚、脾肾阳虚所致的怕风怕冷、手脚冰凉、腰酸腿软、阳痿早泄、夜间小便频

> 附子有一定毒性,需购买熟附子,并且要先煎 1 小时。

多、大便溏泄等症,都有显著效果。可作为慢性肾炎、慢性肾盂肾炎、性功能低下等肾阳虚患者的辅助治疗。

蜜饯黄精

原料:黄精 100 克,蜂蜜 200 克。

制法:将黄精放在锅内,加水适量浸泡透发,再以小火煎煮至熟烂,水干,加入蜂蜜,煮沸,调匀即可。待冷,装瓶备用。每日食用 3 次,一次一汤匙。

功效:补益精气,强健筋骨。

评介:这道药膳味道香甜独特,很受儿童欢迎。主要用于治疗小儿下肢痿软无力症,表现为走路不稳、脚力不足、筋骨不健等。食欲不佳、身材矮小的孩子,也可以经常服用。

蜜饯黄精对食欲不佳、身材矮小的孩子,也可以经常服用。

饴糖豆浆

原料:饴糖 20 克,豆浆 500 毫升。

制法:将生豆浆装入锅中煮开,然后加入饴糖,改用文火熬10 分钟,并不断搅拌,让饴糖溶化即可。本方空腹服用效果更佳。

功效:滋阴养肺,温养脾胃。

评介:饴糖温补脾胃,《伤寒论》名方建中汤中就有饴糖;豆浆甘甜,有润肺止咳、消火化痰的功效。这道药膳特点是浆香微甜,既养阴又温补,既润肺又健脾,适应于肺阴咳喘,以及胃和十二指肠溃疡的患者。

山药汤圆

原料:糯米 500 克,山药 50 克,白砂糖 90 克,胡椒粉 1 克。

制法:将山药捣碎成粉,放入蒸锅内蒸熟,加白糖,胡椒少许,调成馅备用。糯米泡后,磨成汤圆米粉,分成若干小团。将山药馅与糯米粉团制成汤圆,下沸水锅中煮熟即成。当作主食,早晚食用。

功效:补脾益肾。

山药汤圆这道药膳,适用于外科术后,以及慢性肾炎的调理。无病者常食,有延缓衰老的作用。

评介：糯米营养丰富，具有补中益气，健脾养胃的作用，对脾胃虚寒，食欲不佳，腹胀腹泻有缓解作用；糯米性质收涩，对尿频、盗汗也有较好效果。山药性质平和，上能润肺，中可健脾，下则补肾，是病后康复食补的佳品。这道药膳口味清香，适用于外科术后，以及慢性肾炎的调理。无病者常食，有延缓衰老的作用。此外，因山药含有丰富的维生素和矿物质，热量又相对较低，且几乎不含脂肪，所以有很好的减肥健美的功效。

丹参酒

原料：丹参 200 克，米酒 1 000 克。

制法：将丹参粉碎，用米酒浸泡半个月，早晚服用，每次 15 毫升。

功效：活血化瘀。

评介：丹参补血活血，中医有"一味丹参，功同四物"的说法；米酒性质偏温，用其浸泡丹参，不仅有助于有效成分的滤出，还能增强丹参温经活血的作用。服用本方，还可以略微加温，效果更佳。特别适用于女士血瘀闭经、痛经，伴有腹部发凉者；也可以作为冠心病、心绞痛患者的保健药酒。

丹参酒可以作为冠心病、心绞痛患者的保健药酒。

芝麻核桃阿胶膏

原料：阿胶 150 克，冰糖 250 克，黄酒 350 毫升，黑芝麻、核桃仁各适量。

制法：将阿胶砸碎，放入黄酒中浸泡一周，待阿胶呈海绵状，加水炖化，然后加入黑芝麻、核桃仁，再加冰糖上笼蒸 1 小时，不断搅拌，冷却即成冻膏。每天早晚各一至两匙，温开水冲服。

功效：益肾补血。

评介：阿胶是补血效果最佳的中药，但有时味道不佳；用冰糖则可矫味，使本方滋味香甜；黑芝麻、核桃仁滋补肝肾，黄酒温经助阳。特别适用于肝肾阴亏血虚、阳气也显不足的人，这类人常有腰酸怕冷、耳鸣眩晕、失眠多梦等症状。

芝麻核桃阿胶膏特别适用于肝肾阴亏血虚、阳气也显不足的人。

第四篇

巩固人体的先天之本——肾

在人体五脏之中，肾是非常重要的一脏，被称为"先天之本"。肾中藏有的精气，是人体生长发育的原动力。

肾精在提供能量、提供动力时，会表现出温热而有活力的特性，这就是我们常说的肾阳。肾阳是体内燃烧的火种，就像奥运的圣火；奥运圣火熄灭，意味着体育比赛已经结束；肾精一旦耗竭，肾火熄灭，生命即告终结。

因此，健康和长寿的关键，就是要巩固我们的先天之本——肾，充实我们的能量库，保护生命的火种不熄灭。

肾被称为"先天之本"。

在人体五脏之中，肾是非常重要的一脏，被称为"先天之本"。肾中藏有的精气，是人体生长发育的原动力。可以这样比喻，肾是人体的能量库，五脏生理功能的发挥以及气血的运行，都是以肾中的精气为能源、为动力的。

有意思的是，肾的这个能量库是可以永续利用的。一方面，人的成长、发育、动手、动脑，都是需要能量的，是耗能的过程；但另一方面，五脏，特别是肾和脾，在进行生理活动时，又会产生精气；这些精气被贮存在肾中，以补充肾的能耗，这就是中医所说的，先天之精得到了后天之精的滋养培育。这样一来，肾中的精气就可以源源不断地供给人体各种生命活动的需要。

肾精的永续利用是有前提条件的，这个前提条件就是要顺应自然，起居有常。

但是，肾精的永续利用是有前提条件的，这个前提条件就是要顺应自然，起居有常。顺应自然，便能防止寒气等六淫邪气的侵袭，六淫就不能伤肾；量力而行、不妄劳作，就不会过度损耗肾精；而起居有常，就能保证精血生成原料和时间的充足，从而将足够的能量补充到能量库。这样，肾中的精气才能够泉源不竭。

肾精在提供能量、提供动力时，会表现出温热而有活力的特性，这就是我们常说的肾阳。肾阳是体内燃烧的火种，就像奥运的圣火；奥运圣火熄灭，意味着体育比赛已经结束；肾精一旦耗竭，肾火熄灭，生命即告终结。

因此，健康和长寿的关键，就是要巩固我们的先天之本，充实我们的能量库，保护生命的火种不熄灭。

寒为阴邪，最易伤肾

中医理论有个重要的哲学基础——五行学说。五行学说按照一定的规则，将人体的五脏、六腑、五官、九窍，以及大自然的气候、季节、方位、颜色、声音、果肉果菜等，分成木火土金水五大系统。同一系统的事物之间，往往最容易发生影响，这就是所谓的同气相求。比如风、热、湿、燥、寒，这五种气候致病因素，风属于木，肝也属于木，风就最容易伤肝，肝也最容易动风；热属于火,心也属于火,热就最容易扰动心神;湿属于土,脾也属于土,湿气就最容易困脾;燥属于金,肺也属于金,燥邪最容易伤肺;寒属于水,肾也属于水,寒邪最容易伤肾。

寒属于水,肾也属于水,寒邪最容易伤肾。

熬夜是肾的大敌

许多人都有这样的体会,哪一段时间由于工作、生活或其他事情的影响,您不能按时睡眠,需要熬夜,几天下来您就会感到精力不足,白天头昏脑胀,哈欠眼泪的,不能自制;甚至思维不灵活,注意力不集中,工作学习能力下降。这个时候,再遇风吹雨淋、吃进不洁食物,十之八九就会病倒!

为什么会这样? 因为熬夜是肾的大敌!

熬夜是肾的大敌!

熬夜的人,一般都是在处理一些劳心伤神的事情。做计划报表,写标书论文,做总结,定协议,整理资料,酝酿重要事情等等,无不需要绞尽脑汁、呕心沥血。这些都是最能耗损精血的活动,会大量动用我们的能量库存,造成肾精的损伤。

或许您会问,有人熬夜只是打牌、打麻将,应该没有大碍吧? 其实不然,这也是最需要动脑算计的活儿。夜间的麻将桌上,曾有多少悲剧发生! 有人熬得眼睛发绿,第二天就住进了医院;有人输了钱,一激动肾虚肝旺,中风发作了;有人赢了钱,一高兴,精气耗散,肾气虚脱,当场就倒在麻将桌上了!

还有人会说,许多年轻朋友,熬夜并不动脑,只是和朋友在茶社聊天,在卡拉OK、在酒吧、在迪厅狂欢! 这样应该没问题吧? 这样做短时间确实可能没有什么不适,但时间长了,就会引起体质下降。体质下降、免疫力降低,可不仅仅是容易感冒这种小烦恼。免疫力的下降会造成体内警示系统失灵,导致肿瘤的发生;长期熬夜,体能不足,不能将垃圾及时祛除出体外,还会造成血管堵塞,脂肪沉积,内分泌紊乱,形成高血压、糖尿病、肥胖症等。资料表明,肿瘤、糖尿病、高血压、高脂血症等疾病,现在都有年轻化的趋势。

过度熬夜损伤了我们的肾精,导致能量储备下降,生命之火缺少原料,因而造成早衰。肾虚就是早衰的根本原因!

过度熬夜损伤了我们的肾精,导致能量储备下降,生命之火缺少原料,因而造成早衰。

劳欲最伤肾精,寒气不请自来

几年前曾读过一篇报道,说是深圳某一外企的工人,由于长期超负荷劳动,身心受到极大摧残。报纸还配发了照片,一名工人目光无神、精疲力竭的形象震撼人心!中医说,过劳伤气。过度的体力劳动能导致气力的耗竭!人们的一切活动,都是需要动力的,而动力的源泉,就是肾精。因此,过度的劳累不仅伤气,最终还导致肾精的亏虚。

还有一种情况,可以直接损伤肾精,这就是性生活的过度。毋庸置疑,适度的性生活能够调节心理情绪,疏通经络血脉,提高免疫力,增加生活乐趣,对人类的生殖繁衍有着不可替代的作用,连圣人都说"食色,性也"。但是,过度的性生活则会耗气伤精。长时间纵欲之后,许多人都会出现精神萎靡、头昏目眩、腰酸腿软等症状,这是由于精液流失,动用了人的能量库,造成肾的损伤,因而形成虚损病证。由此造成的微量元素锌的缺乏,可导致免疫球蛋白降低,抗病能力下降,从而引发疾病。当然,纵欲伤身的原因,不仅仅是精微物质的流失。性生活是神经、体液和多种激素共同参与的生理过程,过于频繁、过于持久的性事,会耗散内在能源,导致"神经体液的疲劳",使人疲惫不堪。在女性,还容易引发泌尿系统感染、月经紊乱等。

现实生活中,洗头房、洗浴中心、不正规的推拿按摩场所遍地开花,更为纵欲提供了机会,这也是当代男性肾虚居多的原因之一。

还有一种情况更值得引起注意!有人在性生活之后,会全身放松,转而呼呼大睡,这时一定要注意避风避寒。否则,寒气会在您劳欲之后,气血亏虚、毛孔开放之机,乘虚而入。由此留下许多后患。按《伤寒论》的说法,寒邪在侵袭肌表的同时,影响到少阴肾,形成太少两感,这种类似感冒的病症用一般清热解毒发散药物会越治越重,难以治愈;更有甚者,寒邪可以直中少阴,出现危重病情;如果每次进入体内的寒气不多,暂时也不会发病,但会一次次积累起来,最终来一次爆发。

"邪之所凑,其气必虚"。劳欲过度,损伤了肾精,导致体内

过度的性生活会耗气伤精。

在性生活之后,一定要注意避风避寒。

能量不足,精血亏虚,寒气便不请自来!

撒一泡尿就能照见肾的影子——快速判断肾是否健康

"撒泡尿照照自己的影子!"小时候,常听人们吵架时说这句话,意思是您不自量力、癞蛤蟆想吃天鹅肉! 这句贬低人的话,有时候能把人气得浑身发抖,怒发冲冠。但要说,"撒一泡尿,照一照肾的影子",还真有道理,这是判断您的肾是否健康的最快捷的方法!

小便的生成和排泄,都离不开肾的作用。肾主持着水的代谢,水液转化为尿液的过程,依赖于肾的气化作用;尿液的排出是否通畅,也与肾气是否亏虚有关。因此,建议朋友们平时关注一下自己的小便情况,以此来判断肾是否健康。

健康的肾能主持生成足够的小便,每次排尿量约为 200～400 毫升,每天小便次数 2～6 次,当然这与饮水量、饮食、天气都有关系。一昼夜 24 小时的尿量应该在 1 500～2 500 毫升左右。正常的小便一般呈淡黄色,饮水多者会略淡,饮水少者可能略浅。肾气充足时,夜尿一般不超过 3 次,并且平时排尿顺畅,没有分叉、无力和过久的尿等待,没有热涩刺痛的感觉;小便之后,神清气爽,而不会有头昏眼花、腰酸疲乏等感觉。

小便的量、色、次数,排尿感觉及伴随症状,往往能反映体内气血津液的盛衰和五脏六腑的功能状态,因而可作为诊察疾病的重要依据。如果您的小便出现以下所说的症状,就要注意,肾是否出了问题!

> 肾主持着水的代谢,水液转化为尿液的过程,依赖于肾的气化作用;尿液的排出是否通畅,也与肾气是否亏虚有关。

小便不利

小便不利就是自己感觉小便不畅通、不利索、尿不尽,伴有小腹拘急不适,有憋尿经历的朋友都会有这样的体会;也有的表现为小便量减少,排尿困难,或者完全闭塞不通,当然这些常见于比较严重的病症。

肾虚是小便不利的主要原因。小便不利,如果再兼有疲乏

> 肾虚是小便不利的主要原因。

无力、四肢冰凉、怕冷明显、腰酸膝软等症状,则是肾阳亏虚,气化不利的表现;小便不利而伴有尿痛、尿频、尿急的,属于肾虚而膀胱湿热。如果小便不利是发生在大量出汗、大出血、呕吐腹泻之后,则是体内水液缺乏、原尿生成减少所致。

小便无力

有一位 22 岁的男士,说他感觉小便没有劲,以前的尿可以挤出很远,现在却没有力气,尿得很近,就在自己的脚边。除此之外,他还发现勃起困难,以前每天早晨起来自己就会勃起,现在却不行了。还有位朋友说,他上厕所,排尿需要等待十秒钟以上才能排出,小便排得慢且无力。

小便无力,从中医角度分析,则是肾气亏虚的典型表现。

按照西医的说法,多见于前列腺疾病,如前列腺炎、前列腺增生等。从中医角度分析,则是肾气亏虚的典型表现。通过食疗、按摩、服用中药等,调补肾气,一般都能得到缓解。

小便不禁

有一位 50 多岁的女士,小便难以控制,说尿就尿,完全不给她准备的时间。这使她非常苦恼! 有时刚要出门,有时在路上,突然就要解小便了;更要命的是在公交车上,在大商场里,经常尿在裤子上;遇到紧张,稍一惊吓,小便出来了! 为此,她天天都要穿着尿不湿,但这又导致尿路感染的反复发作!

膀胱的功能,依赖于肾气。肾气虚,膀胱就容易失去约束,从而导致小便不禁。

小便的排出是由膀胱控制的,膀胱功能正常,则小便可以自控,一时忍便也不会尿湿裤子。但膀胱的功能,则依赖于肾气。肾气虚,膀胱就容易失去约束,从而导致小便不禁。补肾可以解决这个问题。

夜尿频多

夜里起来小便一两次,不算病态;但有人一夜要起来五六趟,刚要睡着,就要小便;或者心里有暗示一样,不解净小便就不能入睡;这样一次次起来,严重影响睡眠质量,甚至使人彻夜难眠。有的人只是夜尿的次数比较多,但每次都小便一点点,总量并不超标;有的则小便确实多。这两种情况都属于夜尿频多。

夜尿特别多的朋友,要到医院检查一下,是不是有糖尿病、尿崩症、甲亢等疾病。男士则主要与前列腺病变有关。

中医认为,夜尿频多也是由肾虚所引起的。肾气不固,膀胱失约,则小便次数增加。夜间阴气盛、阳气虚,本来肾阳虚的人,阳气更虚,因而不能约束小便,导致夜尿频多,小便清长。

> 中医认为,夜尿频多也是由肾虚所引起的。肾气不固,膀胱失约,则小便次数增加。

小便发白

正常的小便呈淡黄色,而有的人则小便发白,像淘米水、像牛奶,白而且浑浊。有这种情况的,要检查一下小便常规,加上乳糜尿试验,看是否有蛋白、脂肪、白细胞等,有利于病情的判断。小便白而没有明显疼痛的,中医一般都认为是肾虚所致,有时还兼有湿浊下注。而肾虚是小便发白的根本原因。

小便清而长

有的人小便很清,没有颜色,像白开水;并且小便量多,一泡尿会憋很长时间。喝了大量的水、有憋尿的人,小便清长属于正常。经常小便清长,伴有小腹拘急,四肢冰凉,腰酸背重,则是肾阳亏虚的征象。

> 经常小便清长,伴有小腹拘急,四肢冰凉,腰酸背重,则是肾阳亏虚的征象。

小便泡沫多

常常有患者问:"我早上起床小便后,在马桶内看见好多泡沫,要不要紧?"也有人说:"排尿到末段的时候,肉眼就可以看到有混浊。是不是肾出了问题?"

大多数情况下,小便有泡沫是正常现象;只有极少数人,小便的泡沫可能是蛋白尿的表现。其实鉴别的方法很简单,到医院做一个尿常规,看看蛋白是否为阳性就可以了!

小便泡沫多,伴有腰酸、疲乏等明显症状的,即使尿蛋白阴

> 小便有泡沫,做一个尿常规,看看蛋白是否为阳性。

性，也要考虑肾虚。可以找有经验的中医进行调理。

小便分叉

"我每次小便的时候，小便都会分叉。这是不是肾虚呀？对性生活有影响吗？"许多男士有这样的疑问。

需要说明的是，小便分叉不一定就是有病。一般说来，出现小便分叉有两种可能，一种是偶发的，或一时性的，这大多与疾病无关。比如清晨起床后第一次排尿，由于一整夜间尿积存于膀胱内，膀胱内压力大，尿排出时力量大，使尿道口形态暂时改变，因而尿有分叉。另一种，为经常的或长期的排尿分叉，则需要考虑与疾病相关。如尿道口狭窄、慢性炎症瘢痕、急性尿道炎、前列腺炎、包皮过长、包茎、尿道结石等，及时检查，尽早确诊，以便及时治疗。

小便分叉不一定就是有病。

小便后腰酸

大小便是排出体内代谢废物的过程，大小便之后，一般都会感到神清气爽，非常轻松。有一厕所的对联写得风趣而有品位："舍小便宜，得大解脱"。而身体不适的人，大小便之后往往会伴有症状，而这些症状对于判断疾病情况是有意义的。《金匮要略》有这样的话，百合病"每溺时头痛者，六十日乃愈；若溺时头不痛，淅然者，四十日愈；若溺快然，但头眩者，二十日愈。"这里就是根据小便之后的不同症状，判断体内的气血阴阳，从而预测疾病的痊愈时间。

门诊上经常遇到这样的病人，本来就容易腰酸，站坐时间稍久，腰酸就会加重；而小便之后，更是腰部酸软，像折了一样，不能支持身体。这是肾虚的表现。中医认为，肾藏于两腰，腰为肾之府，肾虚的人就会腰酸。小便由肾气主持，需肾气推动，因而小便之后，肾气更虚，腰酸更甚。这样的患者，一般还有记忆力减退、小便无力、淋漓不尽、阴囊潮湿、阳痿遗精等症状。

小便由肾气主持，需肾气推动，因而小便之后，肾气更虚，腰酸更甚。

小便后头昏

有这样一个病人,他在早晨上厕所小便时,出现头晕恶心,逐渐加重并开始浑身冒汗,回去喝了点白开水,20分钟后减轻,一个小时后恢复;此后经常出现小便后头昏头晕,甚至还晕倒一次。

现代医学认为,这种情况是由于排尿后腹压减低,腹腔脏器充血,大脑灌注不足引起的;其晕厥称为排尿性晕厥。如果您也有类似情况,小便后眼黑、头晕,不扶墙就会倒地,要注意,您的肾亏虚了,而肾阳虚的可能最大!

> 小便后眼黑、头晕,肾阳虚的可能最大!

小便中出现血尿、蛋白和糖

小便常规化验,小便中出现潜血或红细胞,称为血尿,可见于泌尿系感染、肾炎、结石、肿瘤等;蛋白阳性,常见于慢性肾炎和肾病综合征;出现尿糖,则有可能是糖尿病。至于是阴虚阳虚,则需要根据具体症状,结合舌脉进行分析!

> 小便中出现血尿、蛋白和糖,中医都要考虑肾虚的问题。

● 保肾就是保命

经常会遇到一些长寿的老人,他们虽然都已经八九十岁高龄,却仍然耳不聋、眼不花,甚至牙齿整齐,思维清晰,说话一点都不糊涂,有的老人居然还有黑发。当然,他们大多数是在年轻人的陪伴下来看病的,但也有的是自己走来,在家里自己做饭洗衣服,不需要别人照料。我常笑着对那些老人说,"看您的身体,至少能活到100岁!"

看到这样的老人,心中的感觉,除了羡慕和敬仰,还有感叹!人和人真是太不相同了,许多人四五十岁,都已是百病缠身,一天到晚病歪歪的,一脸未老先衰的征象!同一年龄段的人,生理年龄相差很大。"为什么会这样呢?"许多朋友有这样的疑问。

影响一个人健康和寿命的因素有很多,但概括起来,不外乎先天和后天两个方面。先天主要是指您从家族、父母那里接受的遗传因素,有没有长寿的基因,是否有高血压、糖尿病、肿瘤的遗传背景,甚至哪个系统比较薄弱等等。后天因素则主要是您的饮食起居习惯,包括心理情绪、居住环境、工作环境对健康的影响。有的人虽然没有禀受先天长寿的基因,但调养得当,同样能登步入长寿者的行列;相反,长寿的家族也不是每个人都能健康,生活调养不当,甚至也会早逝。

按照中医的说法,一个人寿命的长短,主要与肾有关。肾是人的先天之本,肾中所藏的精气,决定着一个人的生命活力。肾精充足的人就容易长寿。肾精好比一个人的能源贮备,能源充足,再用得节省,使用的时间就长;本来能源匮乏,再不知道节俭,无故耗散,必然就会折寿。

> 肾是人的先天之本,肾中所藏的精气,决定着一个人的生命活力。

肾中的精气有两个来源,一是禀受于父母的先天精气,相当于前面所说的遗传物质;另一部分则是在以后的生命活动中,五脏所产生的精气,主要是脾所化生的精气。这种后天产生的精气能够补充、充实到肾,使肾精用而不竭,生命的活力才能长盛不衰。

要想长寿,保护好肾精非常重要。肾精充足,不无故流失,生命才有源头活水。保肾就是保命,这是中医养生总结的基本规律。

> 要想长寿,保护好肾精非常重要。

给您的肾"装"上净化器——温肾排毒真法

肾中的精气是推动各种生命活动的原动力,特别是在水液代谢过程中,肾的蒸腾气化特别重要。肾主水,能够把水化为气,进而运行周身;也能把气化为水,贮存于膀胱之中,通过调节膀胱的开合,将代谢后的水液排出体外。身体内产生的毒素也便随着尿液被排泄出去。一旦肾出了问题,毒素便不能滤过、排出,会积存于体内,引发许多病症。我们所熟知并感到可怕的尿毒症,实际上就是肾虚了以后,不能把寒湿浊毒排出体外引起的。

> 肾虚了以后,不能把寒湿浊毒排出体外。

现代医学对尿毒症的治疗,主要是通过各种方法把积存在血液中的毒素排出,比如血液透析、腹膜透析、结肠透析等等,都是排毒的方法。但这是治标不治本的,只要肾虚存在,毒素就会不断生成和积聚。防治这类病症,就要从保肾温肾着手,从根本上切断毒邪积聚的途径。

　　这里给大家推荐一些保养肾的方法,这些方法就像是给您的肾"装"上了净化器,虽然简单,却相当实用。

　　保肾第一招:有尿不要忍。膀胱中贮存的尿液达到一定程度,就会刺激神经,产生排尿反射。这时一定要及时如厕,将小便排出干净。否则,积存的小便会成为水浊之气,侵害肾脏。曾有一位知名的医学专家,每天要诊治大量的病人,养成了憋尿的习惯,经常是一个上午都不上一次厕所。时间久了,发现小便刺痛有血,后来诊断出患了膀胱癌,六十多岁便离世了。还有一些老年患者,小便经常排不干净,留有残尿,导致泌尿系统反复感染,有的还发展成了尿毒症。所以,有尿一定要及时排除,这说起来简单,却是保养肾的第一法宝。

　　保肾第二招:大便要畅通。中医认为"肾司二便",肾不仅主管小便,而且主管大便的排出。一旦大便不畅,宿便停积,浊气上攻,不仅使人心烦气躁,胸闷气促,而且会伤及肾脏,导致腰酸疲乏,恶心呕吐。肾气亏虚,也会引起排便无力,甚至排便时头昏眼花,虚坐多时而不能解出。也有的表现为大便稀溏,夹有不消化食物,伴有腰酸膝软,头昏耳鸣。因此,保持大便畅通是保肾的第二要招。对于肾功能衰竭尿毒症的患者,我的导师创立有温肾降浊汤,就是通过温肾补肾、通便排毒的方法,将蓄积的毒素排出体外。平时大便秘结的朋友,可通过腹部和肾区按摩、饮食调节、中药调治等方法,通便排毒。中成药苁蓉通便口服液可作为老年人肾虚便秘的选择。但不要一见便秘便使用清热解毒的中药,那样反而容易损伤肾阳。

　　保肾第三招:饮水养肾。水是生命活动不可缺少的物质,充足的水运行周身,可以带走代谢废物和毒素;水液不足则可能引起浊毒的留滞,加重肾的负担。因此,饮水是很重要的保肾措施。需要注意两点,一是不要等口渴了才去饮水,而应该定时补充;第二是最好饮用温开水,太凉的水容易引导寒气入侵。尽量不喝碳酸饮料,少吃冷饮。

　　保肾第四招:吞津养肾。口腔中的唾液可分为两部分,清稀

从保肾温肾着手,从根本上切断毒邪积聚的途径。

中成药苁蓉通便口服液可作为老年人肾虚便秘的选择。但不要一见便秘便使用清热解毒的中药,那样反而容易损伤肾阳。

的为涎,由脾所主;稠厚的为唾,由肾所主。涎和唾都含有重要的活性物质,与人的消化能力和免疫能力有关。唾液分泌不足,除了直接影响消化吸收之外,还会引起口腔过度干燥,这往往是免疫系统疾病如干燥综合征的征兆。中医说"久唾伤肾",您可以做个试验,口里一有唾液就把它吐出,不到一天时间,您就会感到腰部酸软,浑身无力,疲惫不堪。这也反过来证明,吞咽涎唾津液,可以滋养肾精,起到保肾作用。做法非常简单:找一个安静的地方,两脚平行站立,与肩同宽,双目微闭,舌抵上腭,尽量做到心情宁静,一会儿,就会感到口中有津液生成。把这些津液分成一小口一小口的,慢慢咽下,想象着通过食管、胃,把它送到脐下丹田的部位。实际上,许多气功的静功,都有类似的功法。

> 吞咽涎唾津液,可以滋养肾精,起到保肾作用。

保肾第五招:饮食保肾。能够补肾的食物很多,比如核桃、韭菜、虾、羊腰等。按五行学说,黑色入肾,许多黑色的食物,如黑芝麻、黑木耳、黑米、黑豆等,也都有补肾的功效。

保肾第六招:睡眠养肾。临床上发现,许多肾功能衰竭的患者有过度劳累、过分熬夜、睡眠不足的经历。特别是有慢性肾病的患者,再不注意睡眠,很容易导致病情的恶化。充足的睡眠对于气血的生化、肾精的保养起着重要作用。睡眠不足引起早衰,就与其损伤肾精有关。有的朋友可能有这样的体会,哪几天睡眠不好,就会感到心烦气躁、两腰酸困、手脚心发热,这都是肾虚的表现。

保肾第七招:护足保肾。肾经起于足小指之下,斜向通过脚底心,前脚掌正中凹陷的地方有个穴位叫涌泉,是肾经出于体表的第一个穴位。每晚睡觉前按揉这个涌泉穴,就能起到引火下行、引气血归肾的作用。这是护足保肾的重要措施。此外,因肾经起于足底,足部很容易受到寒气的侵袭,这个地方就要特别注意保暖,睡觉时不要将双脚正对空调或风扇;怕冷的朋友不妨穿着袜子睡觉,以免受寒;不要赤脚在泥湿污浊的地方长期行走;脚脏了,要及时清洗,避免浊气入内。有条件的可以通过足浴进行保健。

> 每晚睡觉前按揉涌泉穴,能起到引火下行、引气血归肾的作用。这是护足保肾的重要措施。

保肾第八招:按摩和温灸。除了涌泉穴之外,按摩腰部肾区的位置,有良好的保健效果。大便难解时,用双手手背贴住双肾区,向内、向前、向下用力按揉,可激发肾气,促进排便;行走时用两手背按揉肾区,可以缓解腰酸症状。特别是,在注意安全的前提下,一边倒走,一边按摩双肾区,效果更佳。灸法则是温经补肾更直接的方法,可以在医生指导下,重灸脐下的关元穴,可以驱除寒气,温养肾气。

　　保肾第九招:**避免劳欲伤肾**。体力劳动过重会伤气,脑力劳动过重会伤血,房劳过度会伤精。因此一定要量力而行,劳作有度。有肾病的朋友尤其需要注意。

　　保肾第十招:**警惕药物伤肾**。不论中药西药,都有一些是可能伤肾的,一定要提高警惕。用药前认真阅读说明书,需要长期服用某种药物时,要咨询相关的专家,不能自作主张。现代医学认为,许多药物及其代谢产物需要溶解在尿液里,经肾脏排出体外;而肾脏对尿液的浓缩使局部药物浓度升高,因而肾脏更容易成为药物攻击的目标。

用科学的饮食巩固我们的先天之本

　　通过饮食来养肾保肾,是巩固先天之本的常用方法。我们无法改变禀受于父母的先天精气,但可以通过科学的饮食,良好的饮食习惯,来充实气血,调理脾胃,滋养肾精,达到后天补充先天的效果。

　　科学的饮食,除了要做到饮食均衡之外,可以重点进食一些能够补肾的食物。因黑色入肾,因此大部分"黑色食品"有补肾而延年益寿的作用。"黑色食品"是指含有黑色素和名字带有黑字的粮、油、果、蔬、菌类食品,比如黑米、黑麦、黑豆、黑芝麻、黑木耳、黑香菇、黑枣、黑葡萄、乌骨鸡、黑海参、紫菜、海带、桑椹等。

　　"黑色食品"的保健功效,与其含有的黑色素类物质有密切关系。黑色素具有清除自由基、抗氧化、降血脂、美容、抗肿瘤等多种功能。比如黑米,含有人体必需的 18 种氨基酸,含有很高的铁、钙、锰、锌等微量元素和天然色素,经常食用,能够显著提高血色素和血红蛋白含量,对心血管系统起保护作用,并且有利于儿童发育,能促进产妇虚弱体质的康复。黑豆含有丰富的维生素、蛋黄素、核黄素、黑色素等,维生素 E 的含量相当于肉的 7 倍,这对于防老抗衰、美容养颜、增强活力都有很大作用。

这些食物可以让您虎虎生风

补肾,包括滋养阴精和温补肾阳两个方面。

若只着眼于壮阳,就相当于饮鸩止渴,竭泽而渔,图一时之快而使身体大伤。

中医所说的补肾,包括滋养阴精和温补肾阳两个方面。通过补肾,可以改善生殖功能,缓解劳欲过度引起的腰酸、乏力、耳鸣、健忘等症状,提高抵抗力和耐力。

生活中,当您体质虚弱时,男性的雄风便不能呈现。这时,若单从症状入手,只着眼于壮阳,用所谓"伟哥"之类,就相当于饮鸩止渴,竭泽而渔,图一时之快而使身体大伤。正确的做法,应当把阳事不兴当作身体亏虚的信息,及时考察近期的饮食起居,找到病因,着眼于恢复身心的全面平衡。如果是疲劳过度,就要好好休息;烟酒所致,就要戒烟限酒;精神负担太重,就要设法放松,给心情放放风。必要时可以请有经验的中医开药调理,以求从根本上解决问题。以下介绍的相关食物,您可酌情选用。

韭菜:韭菜又叫起阳草、壮阳草、长生韭,是一种质嫩味鲜、营养丰富的蔬菜,自古以来备受人们喜爱。韭菜还是一味传统的中药,具有温中补虚,补肾壮阳的作用。常用以治疗脾肾虚寒导致的遗尿、多尿、阳痿、遗精等症。又因其含有较多的纤维素,可增加胃肠蠕动,因而治疗习惯性便秘,预防肠癌;其含有的挥发油及含硫化合物,可促进食欲、杀灭细菌、降低血脂,对高血脂、冠心病病人有益。

板栗:板栗素有"千果之王"的美称,在国外被誉为"人参果",药王孙思邈称之为"肾果"。它对人体的滋补功能,可与人参、黄芪、当归等媲美,尤其适用于肾虚患者。对于腰膝酸软、食欲不振、小便频多、慢性腹泻等症,都有良好效果。

狗肉:在常见肉类中,狗肉是温性较大的。具有补脾肾,壮肾阳的作用。还可以通血脉,暖腰膝,壮气力,治疗五劳七伤。冬季常食狗肉,能温经通阳,散寒除湿,治疗风湿胃、老寒腿、阳痿早泄。用黑豆烧狗肉，食肉饮汤，对阳痿早泄有显著效果；将熟附片、煨干姜，与狗肉同烧熟烂，具有温肾壮阳、祛寒止痛功效。但需注意：狗肉性热，多食上火。皮肤有疮疡、手脚心烦热、容易口舌生疮、血压偏高的朋友，不宜多食。

驴肉：驴肉味道鲜美，有补气养血、滋阴壮阳、安神去烦的功效。特别适应于忧愁多虑、紧张失眠，伴有阳痿不举、腰膝酸软症状的男士。现代医学所说的性功能障碍，与心理情绪有关者，可食用驴肉进行调理。

蚕蛹：蚕蛹属于暖性的补肾食物，具有温阳补肾、祛风除湿、健脾消积的功能，适用于肾阳亏虚、阳痿遗精、风湿痹痛、小儿疳积等病症。它所含有的精氨酸能解除疲劳、提高性功能，是合成男性精子蛋白的重要原料；它对慢性肝炎、心脑血管疾病患者白细胞减少及营养不良等症也有明显的疗效。这道药膳——蚕蛹炒韭菜，制作简单，可供选用：蚕蛹 50 克，韭菜 200 克，调味品适量；将韭菜、蚕蛹分别洗净备用；炒锅置火上放入油，将沥净水的蚕蛹略炒，再放入韭菜段，加入姜末、精盐味精翻炒均匀即可装盘上桌。本方可补气养血，温肾助阳，消除疲劳，适于高血脂、高血压、动脉硬化、阳痿遗精、便秘等患者食用。

> 这道药膳——蚕蛹炒韭菜，制作简单。本方可补气养血，温肾助阳，消除疲劳。

虾子：虾味道鲜美，其味甘而咸，属于暖性的水产品。作用主要是壮阳益肾，补精通乳。男士常食虾，能达到强身壮体的效果。因此民间有"男虾女蟹"之说。虾的种类很多，功效相近，都适应于久病体虚、气短乏力、腰酸腿软、不思饮食、性事不佳的患者。

海马：海马性温，能补肾壮阳，故凡肾阳不足之人，都可以食用。特别适用于肾阳虚所致的阳痿、不育、多尿、夜遗、虚喘等症。食用方法是将海马焙干、研细，每次 1～2 克，黄酒送服，每日 2～3 次。

牡蛎：是一种富含微量元素的海产品，性质微寒，可滋阴潜阳、补肾涩精。对遗精、阳痿、盗汗、心慌等虚劳证候有较好的效果。

泥鳅：泥鳅有补中益气、养肾生精的功效，对调节性功能有较好作用。泥鳅中含有的一种特殊蛋白质，能够促进精子的形成,对男性不育有一定效果。成年男士常食泥鳅可滋补强身。

鹌鹑蛋:鹌鹑蛋是很好的补品,有补益强壮作用,男士经常食用能够增气力、壮筋骨。

除此之外,常用于补肾壮阳的食物还有枸杞子、花生、松子、葵花子、莲子、荷叶、核桃、荔枝、黑芝麻、黑豆、大葱、蒜、蜂蜜、猪肾、猪肚、猪髓、鸽肉、鸡肉、鹌鹑、羊肉、鲍鱼、章鱼、海参、生蚝、鱼类、海藻、麦芽油等等。

补肾和经络按摩结合起来最有效

曾治疗过一个患者,腰酸背痛近四年,我给他诊为肾虚,开了补肾的中药,并介绍了一些食疗方。但一个月过去了,效果似乎并不明显,仍然是腰背酸痛,稍一劳累就会加重。我院中医外科以治疗颈肩腰腿痛闻名全国,我便建议他,在服用中药的同时去中医外科看看。

复诊时,患者惊喜地告诉我,中医外科的屈主任给他做了一个疗程5天的腰背部按摩,当时酸痛就明显缓解。再服用中药,效果更加巩固。有意思的是,屈主任也会介绍一些肾虚的患者到我这里,希望在按摩的同时,配合中药治疗,这样效果更为稳固。

一段时间的观察以后,我们得出一个结论:补肾和经络按摩结合起来最有效!

规律找到了,许多患者因此受益,更快地摆脱了病痛的折磨。细想起来,道理并不复杂。我们用中药、用食疗,实际上是为患者提供了修复肾虚所需的基础物质,而按摩则能使经络畅通,这样物质才能被迅速运送到目的地,两者缺一不可。

就疼痛而言,中医有"不通则痛"、"不荣则痛"的说法,这实际上概括了引起疼痛的两大机制:经络不通和物质不足。其实,从中医角度分析,这是所有疾病共通的两种常见病机。补肾通经,正是对这两种情况而设,因而效果显著。

自己能不能按摩?如何自我按摩呢?答案是肯定的!基本手法是:把手握成拳,用食指第一指节的背面作为着力点;或者

补肾和经络按摩结合起来最有效!两者缺一不可。

手自然展开,以拇指腹为着力点;或者两手叠放,用食指、中指、无名指三指的指腹为着力点,在选定的穴位上绕圈揉按,每穴按摩3~5分钟。手法由轻至重,由浅至深;再由重至轻,由深至浅。每天可按摩2次。

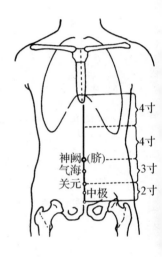

自我按摩的基本手法是:把手握成拳,用食指第一指节的背面作为着力点;在选定的穴位上绕圈揉按,每穴按摩3~5分钟。

我们身上有许多穴位,经常按摩,都有助于补肾。这里介绍气海、关元、中极、命门、肾腧、太溪和三阴交。

气海:位于下腹部前正中线上,脐下1.5寸。按摩气海有益气助阳、调经固经的作用,可用来治疗男子遗尿、阳痿、遗精、滑精,女子闭经、崩漏、带下,及神经衰弱等症。

关元:位于下腹部前正中线上,脐下3寸。按摩关元具有益气补中、温肾健脾的作用,可用来治疗男子性功能低下、早泄以及食欲不振、体倦乏力等症。

中极:位于下腹部前正中线上,脐中下4寸,按摩中极具有益气温阳、摄津止遗的作用,可用来治疗男女性功能低下、阳痿、遗尿、白带过多等症。

命门:位于腰部后正中线上,第2腰椎棘突下凹陷中。按摩命门具有补益肝肾、温肾壮阳的作用,可用来治疗腰脊强痛、手足发冷,以及男子阳痿、遗精,女子遗尿、尿频、月经不调、白带过多等症。

肾俞:在腰部第二腰椎棘突下,旁开1.5寸,按摩肾俞具有补益肝肾、填精益髓的作用。可用以治疗遗精、阳痿、遗尿、月经不调、白带过多、腰痛、腰膝酸软、头昏目眩、耳鸣等症。

三阴交:在小腿内侧,足内踝尖上3寸,胫骨内侧缘后方。按摩三阴交,具有温肾壮阳、益气补中的作用。可用以治疗遗精、阳痿、月经不调、崩漏、白带过多等症。

太溪:位于足内侧内踝后方,内踝尖与跟腱之间的凹陷处。按摩太溪具有益气养血、补益肝肾的作用。可用于治疗遗精、阳痿、月经不调,以及糖尿病、高血压、前列腺肥大等症。

如果感到这些穴位不容易记住,可以对照《标准经穴部位图》,多看几次便能熟悉。还有更简单的方法,那就是按摩腹部正中、肚脐以下的部位;背部正中正对肚脐的位置,还有腰肾区,都是补肾的部位。

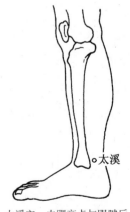

太溪穴:内踝高点与跟腱后缘连线的中点凹陷处。

耳朵是肾的门铃——学就会，一拧就灵

您可能受过耳鸣的困扰，那种像秋蝉唧唧、电流嗡嗡的声音，常使人焦躁不安，寝食难安。看西医，找不到具体的原因；看中医，则会告诉您，这是肾虚引起的！

中医认为，肾开窍于耳。听力的好坏能反映肾的功能。有经验的中医，通过观察两耳的变化，就能够推测肾气的强弱；通过按摩两耳，就能治疗肾虚的毛病。

人的耳朵上分布有许多穴位，被称为耳穴。每个穴位，都分别对应于五脏六腑、四肢五官。这些穴位，就像传感器一样，触摸它们，就能调整相应脏腑器官的功能。最有意思的是，这些穴位的分布很有规律，您可以把耳廓想象成一个倒坐的婴儿，头部朝下，臀部朝上。与头面部相应的穴位都在耳垂邻近，与上肢相应的穴位在耳舟，与躯干和下肢相应的穴位在对耳轮和对耳轮的上、下脚，而与内脏相应的穴位则集中在耳甲艇和耳甲腔，消化道在耳轮脚周围呈环形排列。

发生疾病时，就会在耳郭的相应部位出现"阳性反应"点，如压痛、变形、变色、水疱、结节、丘疹、凹陷、脱屑、电阻降低等，这些反应点就是耳针防治疾病的刺激点，通过点压揉按，就能起到缓解症状、治疗病痛的目的。

即使在没有疾病时，也可以多按摩耳部，挤、压、拧、按、揉、搓都可以，以舒适为原则。不仅可以改善听力，醒脑开窍，还能强壮肾功，调整全身阴阳气血的平衡。

双耳后上方的斜沟，叫降压沟。用两手拇指的侧面，同时沿降压沟向上斜搓，有降压作用。

鸣天鼓是道家推崇的自我按摩方法。用两手掩耳抱头，用除大拇指外的其余八指叩击后脑勺，这就是鸣天鼓。有通血脉、激发内气的作用。肾虚体弱，听力不佳者，可以一试。

六味地黄丸不是补肾的万灵丹

有一段时间，我们学校流行着这样一种说法，说是四十岁以

即使在没有疾病时，也可以多按摩耳部，挤、压、拧、按、揉、搓都可以，以舒适为原则。

鸣天鼓

上的男士都要吃六味地黄丸,可以补肾,能防止衰老。以至于药房的六味地黄丸销量大增。

有一位老师吃了半年的六味地黄丸,发觉有点不对,本来食欲就不太好,近来更是不想吃饭,胃口总是胀胀闷闷的,这才在别人的推荐下找我调理。询问病史症状之后,我让他伸出舌头,发现他满舌头又很厚的舌苔,又腻又滑,脉象也是细滑有力。我告诉他,您这是脾虚湿盛,需要健脾化湿,除了服中药,六味地黄丸要立即停掉,不能再吃了!

他感到疑惑:不都是说六味地黄丸是补肾的,我经常腰酸怕冷,难道不是肾虚?

我解释说,六味地黄丸是补肾的中药,但只适合肾阴亏虚的人。如果您是肾阴虚,经常感到手脚心发热,心烦,夜间睡眠后容易出汗,口干舌燥,失眠多梦,再加上腰酸背疼,耳聋耳鸣,舌苔又不厚,是可以吃六味地黄丸的。但决不能把六味地黄丸当作是补肾的万灵丹。比如,肾阳虚的人,在感到腰膝酸软的同时,夜间小便增多,大便经常不成形,总感到怕冷、手脚冰凉,食欲不振,口泛淡水——这种人服用六味地黄丸,无异于雪上加霜!

六味地黄丸是补肾的中药,但只适合肾阴亏虚的人。

脾胃亏虚、痰湿偏盛的人也不能服用六味地黄丸。这样的人,平时食欲欠佳,经常胸闷、胃胀,大便溏泄,舌苔偏厚。六味地黄丸中的地黄、山萸肉等过于滋腻,服用后会加重病情。

脾胃亏虚、痰湿偏盛的人不能服用六味地黄丸。

除此之外,感冒发烧期间、急性肠胃炎腹痛腹泻的时候,即使有肾阴虚症状,也暂时不宜服用。须待邪祛病愈后再服。糖尿病病人不要服六味地黄蜜丸,因含糖量较高,易引起血糖波动。

据我的临床观察,四十岁以上的人,不管男女,确实应当关注自己的身体,并适当进补。但一定要在有经验的中医师指导下,辨证选择最适合自己的中药,而不能人云亦云,或根据道听途说,不加分辨地乱补。阴阳弄反了,服错了药,对身体是有害的。就补肾而言,真正阴虚者并不太多,相反是肾阳虚的人越来越多,这可能与当代人的生活方式有关。肾阳虚的,容易招致寒气,"阳虚生外寒",可服用肾气丸。

阴阳弄反了,服错了药,对身体是有伤害的。

与肾水有关的病可用肾气丸

肾气丸也叫八味肾气丸、金匮肾气丸。组方比六味地黄丸多了附子和肉桂两种药，但药的性质却发生了根本的转变。六味地黄丸是补阴的，其适应症如前所述；肾气丸却是补阳的，适应于肾阳不足，不能化水的病证。许多人感到精力不足、腰痛腰酸，同时怕冷明显，就属于肾阳虚。

只多出两味药，为什么药的性质就发生了根本转变，把补阴的名方变成了补阳的代表？初学中医的朋友不容易搞清其中的道理。明代医家张景岳这样解释："善补阳者，必于阴中求阳，则阳得阴助而生化无穷。"打个比方，六味地黄丸是补阴的，相当于给您提供了液态的汽油；而附子和肉桂两味热药，则是提供了打火装置。有了打火装置，火就能烧起来，加上有汽油的供应，这火便能熊熊燃烧，温暖周身。

肾气丸的适应证非常广泛，凡是与肾阳虚而肾水泛溢有关的病，都可用肾气丸治疗。以下列举常见的几种：

男士前列腺炎或前列腺增生，夜间小便频多，平时偏于怕冷，属于肾阳亏虚，可用肾气丸调治。

男士性事不佳，阳痿早泄，夜间小便频多，腰酸怕冷，多属于肾阳虚，可用肾气丸调治。

女士经前肚子凉痛，面色苍白，平时手脚冰凉，月经后腰酸背痛，膝盖发软，属于肾阳虚，是肾气丸的适应证。

不论男女，经常感到下半身怕冷，小肚子凉而不舒，小便不利，早上面目轻微浮肿，下眼睑浮肿，像一只蚕卧在那里，晚上下肢浮肿。多见于肾炎病人，可用肾气丸治疗。

糖尿病病人，口干口渴，饮水很多，但大部分时候都是想喝热水，不愿喝凉水；喝水没多久就想小便；喝得越多，小便越多。这就是《伤寒杂病论》所说的："男子消渴，小便反多，以饮一斗，小便一斗，肾气丸主之"。

慢性肾炎、醛固酮增多症、甲状腺功能低下、肾上腺皮质功能减退、慢性支气管哮喘、冠心病、更年期综合征等，偏于怕冷，手脚不温者，大都属于阳虚，可用肾气丸。

"善补阳者，必于阴中求阳，则阳得阴助而生化无穷。"

凡是与肾阳虚而肾水泛溢有关的病，都可用肾气丸治疗。

　　有临床报道,肾气丸对多种老年病具有良好的疗效。如前列腺综合征、老年性白内障等,服用肾气丸,可以明显改善症状。

　　目前,许多药店供应有桂附地黄丸,与金匮肾气丸作用类似,有肾气丸适应证时,也可选用。

　　此外,能够温阳补肾的,还有理中丸系列,如附子理中丸、桂附理中丸等,都是中医温阳祛寒的法宝。脾肾阳虚的男性可以服用附子理中丸。这是一种价格便宜、历史悠久的常用中成药,具有温中健脾的作用,经常感到怕冷、手脚发凉、胃部腹部冷痛、呕吐泄泻者,都可以服用。附子理中丸一般为浓缩丸,用量是一次 8～12 丸,一日 3 次。

附子理中丸,价格便宜,历史悠久,具有温中健脾的作用。

第五篇

养护人体的中央空调——肺

　　五脏当中,肺是与天气关系最为密切的脏腑。肺是人与自然进行气体交换的场所,吸气时,大自然的清气经鼻、气管进入到肺,呼气时,肺将体内代谢产生的浊气排出体外。一呼一吸有节律的进行,保证了气体出入的正常有序。但如果自然之气过于寒凉,或者过于干燥、过于潮湿,都可能造成肺气的损伤,引发感冒。肺系统是抵抗外邪入侵的第一道屏障,也是调节体内温度和湿度的中央空调。为了健康,我们要养护好自己的肺。

● 形寒饮冷则伤肺

有一种病,不太严重,但发病率很高! 古人会得,今人也会得;中国人会得,外国人也会得;男人会得,女人也会得;老年人会得,青年少儿也会得。几乎每个人,在其一生中都可能得过这种病——这就是感冒!

受风了,着凉了,淋雨了,甚至喝了冷饮,在您抵抗力下降的时候,都会引发感冒。头痛,嗓子痛,浑身不舒服,咳嗽,鼻塞,流涕——感冒的症状没有人会感到陌生。那么,为什么感冒会这样频繁地发生呢?

中国古人有个基本观念,那就是天人相应,认为人和天地自然有着密切的联系。而在五脏当中,肺是与天气关系最为密切的脏腑。肺是人与自然进行气体交换的场所,吸气时,大自然的清气经鼻、气管进入到肺,呼气时,肺将体内代谢产生的浊气排出体外。一呼一吸有节律的进行,保证了气体出入的正常有序。但如果自然之气过于寒凉,或者过于干燥、过于潮湿,都可能造成肺气的损伤,引发感冒。肺系统是抵抗外邪入侵的第一道屏障,也是调节体内温度和湿度的中央空调。为了健康,我们要养护好自己的肺。

五脏当中,肺是与天气关系最为密切的脏腑。

肺是人体的中央空调

空调的主要作用是调节温度和湿度。炎热的夏季,空调把室内的温度降下来,使人感到凉爽;寒冷的冬天,空调把室内的温度升起来,让人感到温暖;空气湿度大时,人们会感到胸闷头昏,这时还可以用空调除湿……人们在享受现代化成果时候,应该知道,空调替我们所做的工作,实际上有越俎代庖之嫌。过分依赖空调,特别是夏天把空调打得过低,会引起机体抵抗力的下降,导致寒气的入侵。大家所知道的空调综合征,指的就是由于长期在空调环境中生活,所产生的各种不适。

其实,人体有自己的中央空调,那就是肺!

中医所说的肺,不是一个单独的脏器,而是包括鼻、皮肤、毛孔在内的一个大的系统。

中医所说的肺,不是一个单独的脏器,而是包括鼻、皮肤、毛孔在内的一个大的系统。天气热时,肺通过宣发而使毛孔张开,出汗增多,把多余的热量带出体外;天气凉时,则使毛孔闭合,减少散热,起到保暖作用。干燥的空气进入肺内,肺可以使其湿化。肺对温度和湿度的调控还可以通过对水液的调节来实现。肺是水的上源,有通调水道的作用。水道畅通,就相当于涵养了水源,有活水就有凉爽的气候。

临床上会遇到一些汗出异常的病人,有的是很容易出汗,白天稍一活动就汗出如雨,夏天天热时更加明显;还有一类人不会出汗,不管天气多热,自己非常难受,但就是不会出汗。从中医角度分析,都是肺系统出了问题。前者需要敛降肺气,用五味子、浮小麦、龙骨治疗;后者则需要宣发肺气,用麻黄、杏仁、干姜等治疗。特别怕热或者特别怕冷,也往往是体内的空调运行失常,调理肺就是一条可行的治疗思路。

肺是寒邪入侵的第一道屏障

肺开窍于鼻,肺主皮毛。肺这个系统,还主要包括鼻子和皮肤毛孔。

鼻孔是自然清气进入人体的第一道关口,也是寒气入侵的第一道关口。因此,天气突然变冷时,人们受寒的首发症状,就是鼻塞、流涕、打喷嚏。

皮肤毛孔分布于人的体表,构成了抵御外邪的第一道屏障。

皮肤毛孔分布于人的体表,构成了抵御外邪的第一道屏障。风霜雨雪所带的寒气,也会首先侵犯皮毛,引起恶寒、汗出不畅、全身肌表不适、打寒战等症状。有人从游泳池出来后会起鸡皮疙瘩,也是突然受到寒气的表现。

五脏之中,肺在体内的位置最高。寒气从鼻子、皮毛入侵,首先会影响肺的功能,引起咳嗽、气喘、胸闷等症状。因此,中医说风邪上受,首先犯肺。普通感冒、流行性感冒、呼吸系统感染、老慢支、支气管哮喘以及许多传染病等,在初期都会表现出肺系的症状,及时调肺,就可以驱邪外出,防止病邪的入里变化。

肺是水的上源,肺病则易水肿

有朋友从老家打过来电话,说她四岁的孩子得了奇怪的病,发展很迅速,一家人急坏了! 她说孩子早上起来有点咳嗽,喉咙疼,摸摸头有点烧,以为是感冒了,就没有太在意,仅只是让他喝了点开水。结果下午发现孩子从头到脚全肿起来了,特别是眼睛,肿得只剩一条缝了!

我听后马上让她带孩子去医院就诊,查一下小便,很可能是急性肾小球肾炎! 几个小时后,朋友回电致谢:"太感谢您了! 真是急性肾炎! 现在正在医院输青霉素呢。"

急性肾小球肾炎,中医属于风水,是由于风寒邪气侵袭人体之后,首先犯肺,导致肺的宣发肃降功能失常,不能维持水液运行的畅通,因而引起水液泛滥所致。中医说,肺是水的上源。上源出了问题,下面就会洪水泛滥,或干涸无水。治疗这样的疾病,必须从肺着手。岳父曾告诉我,他当年开会途中突然得了急性肾小球肾炎,就是靠几副中药治愈的,并没有耽误预定行程。

> 急性肾小球肾炎,中医属于风水,是由于风寒邪气侵袭人体之后,首先犯肺,导致肺的宣发肃降功能失常,不能维持水液运行的畅通,因而引起水液泛滥所致。

关节的病变多与肺有关

许多老年人都有这样的体会,每当要变天时,就会感到关节疼痛不适,比天气预报还要准! 到医院去检查,往往说是关节炎、风湿病。总之,关节有病的人对气候的变化特别敏感!

日常生活中我们知道,肺虚的人都是对气候敏感的。那些呼吸气短、动辄出汗,肺气虚弱的人,稍有风吹草动就会感冒。春江水暖鸭先知,他们总是最先感受到寒气降临!

关节病的人对气候敏感,肺虚的人也对气候敏感,这两者有没有联系呢? 当然是有的。黄帝内经说,肺主气,主治节,合起来理解,就是主治节气。节气是什么? 一年的二十四节气,就是气候变化的转折点。人与自然界响应,要与自然界的节律一致,要靠谁? 就要靠肺的主气、治节功能。肺气一虚,不能赶上自然界气候变化的步伐,因而天气一变,就会生病。我们知道,一年有 12 个月 24 个节气,人体的大关节包括肩关节、肘关节、腕关

> 关节病的人对气候敏感,肺虚的人也对气候敏感。

节、髋关节、膝关节、踝关节，双侧正好也是 12 个、24 个关节面。这个关节的节与节气的节，确有密切的联系。这个关节的病变，就与节气相应，与天气相应，与肺有密切的关系。中医临床上治疗关节的病变，也往往从治肺入手，比如宣肺、温肺的麻黄细辛附子汤，对关节冷重疼痛等症状，就有极好的疗效。

⬤ 呼一口气就能判断肺是否受寒

肺是五脏之中位置最高的脏器，在外应于鼻和皮毛，因而也是最容易遭受寒气袭击的脏器。中医认为肺为华盖，为娇脏，最容易受伤。

肺受损伤之后，就会出现咽痒、咳嗽、咯痰、气喘等症状。但究竟是受了风寒还是风热，对于治疗用药非常重要。在这方面，中医积累了丰富的经验。

口气可辨寒热

口鼻呼出来的气是凉还是热，是辨别寒热的重要线索。感冒、发烧身体不舒服时，将手背贴近口鼻，呼气时如果能明显感觉到气是热乎乎的，多属于热证、上火、感受了风热；相反，呼出的气如果是凉凉的，则表明肺内有寒气，属于寒证、虚证，这时候，即使是高烧、咳嗽痰黄，也不能轻易使用清热泻火的药。

口气辨寒热，对于小儿疾病的辨证更有实用意义。小孩子不能确切描述自己的症状，特别是不会说话的幼儿，要问清症状是不可能的，所以中医把儿科称为哑科。而用手背测一测孩子呼气的凉热，就能判断肺内是寒是热。比如孩子咳嗽、哮喘，如果口气热，一般都可用清热化痰的中药治疗，口气冷，则应该选择小青龙冲剂等热药，这样才不至于把药用错。

口气辨寒热不仅适用于感冒、发烧和呼吸系统疾病，实际上，几乎所有外感内伤疾病都可以通过口气辨别寒热。已故的云南名医吴佩衡先生曾总结了阴阳寒热辨证的十六字诀，其中谈到，口气不蒸手提示阴证、寒证，口气蒸手提示阳证、热证，据此作为救治危重大症的辨证依据。

咳出的痰是稀是稠，对判断寒热至关重要

判断肺的寒热还有一种简单方法，就是观察咳出来的痰是稀是稠。清稀的、白色泡沫状的痰，甚至像清水一样的痰，一般属于寒；而稠厚的、黏黏的、黄而不易咯出的痰，一般属于热。特别提请朋友们，当您感冒发烧、支气管炎发作时，如果咳出的痰是清稀、色白、泡沫样的，千万不要滥用清热止咳化痰药，那会使您的病情雪上加霜的；此时抗菌素也要慎重选用，根据经验，抗菌素对这样的病症效果往往不理想。

> 如果咳出的痰是清稀、色白、泡沫样的，千万不要滥用清热止咳化痰药。

● 健肺一点通

像空调一样，肺也是需要及时养护的。根据肺的生理特点，我们可以选择如下的养护方法：

以气养肺：肺主气，司呼吸。清气和浊气在肺内进行交换，吸入气体的质量对肺的功能有很大影响。要想使您的肺保持清灵，首先要戒烟，并避免二手烟的危害，不要在空气污浊的地方长期逗留。闻到有异常气味时，要迅速用手绢或纸巾把鼻子保护起来。有条件的朋友，可以经常到草木茂盛、空气新鲜的地方，做做运动，做做深呼吸，并通过着意的深长呼气，将体内的浊气排出。定期到森林、草原、海边，散散步，吹吹风，更有利于肺的调养。

> 吸入气体的质量对肺的功能有很大影响。

以水养肺：肺是一个开放的系统，从鼻腔到气管再到肺，构成了气的通路。肺部的水分可以随着气的排出而散失。特别是秋冬干燥的空气，更容易带走水分，造成肺黏膜和呼吸道的损伤。这就是中医所说的，燥邪容易伤肺。因此，及时补充水分，是肺保养的重要措施。一般而言，一个健康的成年人，每天至少要喝 1 500 毫升的水，而在秋天，喝水 2 000 毫升以上才能保证肺和呼吸道的润滑。因此，建议朋友们每天最好在清晨和晚上临睡之前各饮 200 毫升水，白天两餐之间再各饮水 800 毫升左右。肺润泽了，皮肤也会光鲜润滑。这可是不花钱的美肤秘方哟！

> 及时补充水分，是肺保养的重要措施。

以食养肺：甘蔗、秋梨、百合、蜂蜜、萝卜、黑芝麻、豆浆、豆

腐、核桃、松子等食物,有滋养润肺的功能,我们可以有选择地吃这些食物,通过食疗来养肺。口鼻皮肤干燥的朋友,秋季可以多吃上述食物,也可以根据喜好做成药膳使用。如:①百合蜂蜜汤:用新鲜百合 50 克泡洗干净,与蜂蜜 30 克一起煎汤,每日一次服用,可以润肺止咳,润肠通便;②川贝炖秋梨:新鲜秋梨 2 个,川贝 5 克打粉,加水共同炖服,可以滋阴清热,化痰止咳;③百合小米粥:百合 5 克,小米 100 克,煮粥食用,一日一次,可以温润补肺。

以药养肺:中药南沙参、北沙参、麦冬、五味子、冬虫夏草、燕窝等等,都有养肺的功能,可以在医生指导下选用。肺阴虚的朋友,可在秋冬季节用中药膏方进补,也是不错的选择。

以笑养肺:肺在志为悲忧,悲伤忧愁的情绪容易损伤肺,肺病的人也容易悲伤忧愁。四季之中,秋天与肺响应,因此人们在秋季最容易伤感;秋季也是忧郁症发生和加重的季节。而笑为心声,能克肺金的悲忧。多笑一笑,就能减少悲伤忧愁。笑也是一种健身运动,它能使胸廓扩张,肺活量增大,胸肌伸展。这样有助于宣发肺气,有利于人体气机的升降。每日笑一笑,能够消除疲劳,解除抑郁,宽胸理气,恢复体力,增进食欲。

以动养肺:适当运动,可以增进肺功能。秋季气温渐降,朋友们可以根据自身条件,选择合适的运动,如慢跑、爬山、踢毽、跳绳、练功、舞剑等,以激发锻炼人体的御寒能力,预防感冒的发生。但需注意,秋冬的健身锻炼不能过量,以周身微热、尚未出汗或轻微汗出为度。

呼吸系统的大多数疾病都要从治肺入手

呼吸系统的疾病很多,常见的包括上呼吸道感染、下呼吸道感染、慢性支气管炎、支气管扩张、肺气肿、哮喘、慢性阻塞性肺病、肺纤维化、胸腔积液、胸膜炎、过敏性肺炎、肺结核、尘肺、肺水肿、肺栓塞、肺动脉高压、肺癌等等,这些疾病,一般都有咳嗽、咯痰、气喘、胸闷、胸痛等主要症状,都是由于肺失宣肃所导致的,大多数需要从肺着手进行治疗。

但同时，人体的五脏不是孤立的，肺与心、肝、脾、肾四脏有着密切的联系，心、肝、脾、肾的病变有时候也会影响肺的功能，出现咳嗽、气喘等症。因此，《黄帝内经》又说，"五脏六腑皆令人咳，非独肺也。"临床上，就需要调整相应的脏腑，达到治疗肺病的目的。肾虚时，需要补肾养肺，称之为金水相生；脾虚时，需要健脾益肺，称之为补土生金；心火旺时，需要清心火，使火不克金；肝气郁时，需要疏肝，防止木来侮金。总之，调诸脏即是治肺！有的朋友问我，他因生气后胸闷咳嗽去找一位名医看病，名医给他开了逍遥丸，回去一看说明书，发现这是主要治疗妇科疾病的中成药，是不是搞错了？明白了"调诸脏即是治肺"的道理，就不会为此而大惊小怪了！

"五脏六腑皆令人咳，非独肺也"。"调诸脏即是治肺"。

一夫当关，万夫莫开——管好鼻子，寒气不侵

经常听到有些家长抱怨，自己的孩子原来挺聪明的，自从得了鼻炎之后，经常头痛头昏，注意力不集中，学习很难安心；夜间睡眠也不安宁，成绩下降了许多，人也变得呆头呆脑的，不知道是怎么回事。

其实道理很简单。中医认为，肺开窍于鼻，是天之清气进入的通路。鼻子畅通，天气就能顺利入肺，肺就能保持长久的清灵剔透。肺气充足而清，孩子就反应敏捷，记忆力良好。得鼻炎的孩子则相反，因他的鼻孔老是被分泌物挡着，出气回气都不能畅通，孩子会感到胸闷难受，当然不容易集中精力去学习。特别是晚上睡觉时，鼻孔不畅导致氧气的摄入不足，头脑就会缺血缺氧，因而影响脑的发育。中医把叫鼻炎流液不止之证叫作脑漏，就是观察到了鼻炎会影响智力发育这样的事实。

鼻子是肺与外界气体相通的地方，也是寒气侵袭人体的重要入口。要防止寒气的入侵，就要把好鼻子这一关！管好鼻子，不仅是防止寒气的重要措施，对于提高孩子的智力，也是很重要的。

管好鼻子，不仅是防止寒气的重要措施，对于提高孩子的智力，也是很重要的。

鼻子保健应该从生活中的点点滴滴做起：

修剪鼻毛不要过度：鼻腔的最前部叫作鼻前庭，由皮肤复

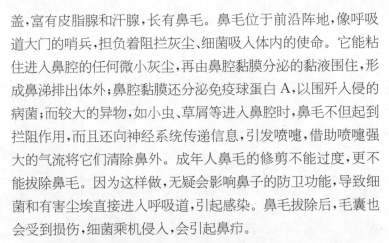

盖,富有皮脂腺和汗腺,长有鼻毛。鼻毛位于前沿阵地,像呼吸道大门的哨兵,担负着阻拦灰尘、细菌吸入体内的使命。它能粘住进入鼻腔的任何微小灰尘,再由鼻腔黏膜分泌的黏液围住,形成鼻涕排出体外;鼻腔黏膜还分泌免疫球蛋白A,以围歼入侵的病菌;而较大的异物,如小虫、草屑等进入鼻腔时,鼻毛不但起到拦阻作用,而且还向神经系统传递信息,引发喷嚏,借助喷嚏强大的气流将它们清除鼻外。成年人鼻毛的修剪不能过度,更不能拔除鼻毛。因为这样做,无疑会影响鼻子的防卫功能,导致细菌和有害尘埃直接进入呼吸道,引起感染。鼻毛拔除后,毛囊也会受到损伤,细菌乘机侵入,会引起鼻疖。

鼻毛的修剪不能过度,更不能拔除鼻毛。

改掉抠鼻孔的不良习惯:很多人有抠鼻孔的习惯。刚开始,可能是因为鼻内有干燥、烧灼或瘙痒的感觉,但时间久了,就会在不知不觉中形成习惯,忍不住发生这种行为。其实,鼻内的不适可能是鼻病造成的,应当及时处理。如及时擤鼻子,减少鼻腔分泌物的刺激,预防鼻前庭炎;积极治疗慢性鼻炎、干燥性鼻炎等原发病;鼻内干燥或发痒时,滴用消炎、止痒的药液等。而不应该盲目抠挖,更不能因挖鼻孔用力过度而损伤鼻黏膜。

保护好自己的鼻子:在寒冷的冬天,特别是有雨雪寒流时,最好戴口罩出行,避免冷空气直入鼻腔;花粉飞散的春季、悬铃木翅果飞舞的秋季,也要注意保护好鼻子,避免异物的刺激。

擤鼻子也有诀窍:鼻内有鼻涕或异物时,一般都会用力擤鼻子将其排出。但是当这些物质比较靠后鼻腔时,擤鼻子往往不容易排出,此时可稍稍用力吸气,将其吸入口腔,再吐出来,这样可以避免擤鼻子用力过度,造成中耳炎。鼻腔堵塞严重的,可以用手捏住一侧鼻孔,用另一鼻孔擤鼻子,两侧轮换进行,这样更容易擤通。

常揉迎香穴,保证鼻畅通:迎香穴位于面部,在鼻翼旁开约1厘米的皱纹中。它可以治疗许多病症,如鼻炎、鼻窦炎、牙痛、感冒等。作为保健,可用双手食指尖揉动两侧迎香穴,共200下;再将两手食、中指分别并拢,自迎香穴开始,向上搓至内眼角,共搓200下,使鼻梁有发热的感觉。这样可以保证鼻腔的畅通,防止鼻病的发生。

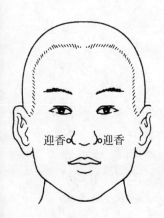

迎香   迎香

作为保健,可用双手食指尖揉动两侧迎香穴。

热气熏蒸：锅内盛清水，文火烧热，面部距锅面约 20 cm，用热气熏蒸，边熏边用鼻子深吸深呼，有鼻涕时将其擤出再熏。每天 1～2 次，每次 10 分钟左右，可防治鼻炎。

皮肤病莫忘治肺

皮肤病是一个大家族，我们常说的癣和青春痘，就是它的成员。由于皮肤病反复发作、根治困难，因此历有"大夫不治癣，治癣多丢脸"的说法。有一则笑话，说的是一个牛皮癣患者，在多次被街头巷尾"祖传中医专治癣"的牛皮癣广告欺骗之后，生气地写下了自己的牛皮癣广告："祖传牛皮癣，专治老中医"！

诸多的皮肤病，目前仍然是顽固的、难以根治的；难治的原因在于没有找到合适的方法。但用中医理论分析，皮肤由肺所主，治疗皮肤病可从肺着手，并能取得较好的疗效。这一点从一些著名医家的医案可以得到证实。

> 皮肤由肺所主，治疗皮肤病可从肺着手，并能取得较好的疗效。

许多过敏性疾病都可能与肺有关

许多人有过敏的经历。由于人体免疫系统对细菌、病毒、花粉、螨虫、皮毛、药物等相排斥，因而引起异常反应，这就是过敏。过敏一般表现为皮肤的红肿、瘙痒，出现斑块，以及喉部、支气管、胃肠道的痉挛；有的还会发生过敏性休克！

过敏性疾病发病率很高，约占总人口的 20%。并且，从新生儿到中老年，各年龄段的人都有可能发生过敏。

过敏性疾病有很多种，常见的有过敏性皮炎、过敏性鼻炎、过敏性哮喘、过敏性紫癜等。其中，过敏性皮炎的种类最多，包括湿疹、药疹、荨麻疹、接触性皮炎、皮肤划痕症等。

大多数过敏性疾病都与肺有关，可以通过宣肺的方法进行治疗。由于肺开窍于鼻，过敏性鼻炎多属于肺气亏虚，或肺肾阳虚；肺主宣发肃降，过敏性哮喘的根源就在于肺气不能敛降，肺失宣肃则发生过敏性咳嗽；肺又主皮毛，荨麻疹、湿疹等过敏性皮肤病，多是由于肺气不足，营卫不和，风寒郁于皮内所致。这些疾病，通过治肺，都能得到缓解。而平时做好肺的养护，则可

> 大多数过敏性疾病都与肺有关，可以通过宣肺的方法进行治疗。

以防止这些疾病的发生。

您也可以学会冬病夏治

一段时间以来,中医针灸冬病夏治这一防治疾病的方法,在各省市都受到患者的欢迎。每年夏季三伏天来临之际,到中医科、针灸科进行冬病夏治的患者络绎不绝。

那么,什么是冬病夏治?冬病夏治的原理是怎样的?效果如何?在家庭自己能进行冬病夏治吗?

说起来,冬病夏治并不复杂。临床上有一些疾病,很容易在冬天发作,或者在冬天加重;而在夏天则相对平稳,处于缓解期。但如果在夏天采取一定的防治措施,则可以减少或者避免疾病在冬季的发作。根据这样的规律,采用中医的各种疗法,在夏天对患者进行治疗,以预防冬季疾病的发生,这就是"冬病夏治"。

> 在夏天对患者进行治疗,以预防冬季疾病的发生,这就是"冬病夏治"。

冬病夏治是我国传统中医的特色疗法,它遵循《黄帝内经》"春夏养阳"的原则,利用夏季气温较高,机体阳气向外张驰的有利时机,通过穴位敷贴、中药内服等措施,鼓舞正气,调整阴阳平衡,增加抗病能力,促进机体的修复,从而使一些顽固宿疾得以去除,达到防治疾病的目的。

> 冬病夏治最适宜于那些有明显季节节律、好发于冬季或在冬季加重的疾病。

冬病夏治最适宜于那些有明显季节节律、好发于冬季或在冬季加重的疾病,如慢性支气管炎、支气管哮喘、过敏性鼻炎、风湿与类风湿性关节炎等,对于阳虚怕冷、脾胃虚寒类病证,也有很好效果。小儿哮喘、反复呼吸道感染、小儿体质虚弱等,也是冬病夏治的适应证。

冬病夏治的简便易行法

冬病夏治最常用方法是穴位贴敷。这是一种简单有效、安全经济的治疗方法。先把白芥子等中药磨成细粉,调制成膏,然后贴敷在穴位上,这样就可以通过对经穴的持续刺激,达到调整阴阳、防病治病的目的。

穴位贴敷虽然简单,但有的专家不主张病人自己操作,害怕选穴不准,影响疗效,或者配药不当,引起副作用。

其实，冬病夏治的概念非常广泛，除了穴位贴敷，还有许多简便易行的方法，读者完全可以自己掌握。

温灸疗法：夏天用温灸器重点对神阙、关元、中脘、气海等穴位，进行较长时间的重灸，可以温经通络，排除寒气。

背部拔罐刮痧：夏季经穴最容易打开，此时是背部祛寒的最佳时机。

磁贴治疗：买一些现成的磁贴，按说明书贴在特定穴位上，有一定治疗作用，并且安全，无毒副作用。

中药汤剂调理：中药汤剂是中医治病的主要手段，夏季可以服用一些温补肾阳的中药。当然，最好在中医师的辨证指导下，根据自身情况选配汤药。

中成药：金匮肾气丸、桂附理中丸都是温补脾肾的经典方，服用方便，夏季连服 3 个月，有防止冬病复发的作用。

食疗药膳：夏季可以多吃些温阳的食物或药膳，如生姜、羊肉、狗肉等，可以祛除脾胃伏寒，增强体质。

夏季经穴最容易打开，此时是背部祛寒的最佳时机。

第六篇

强壮我们的行走
之根——足

　　脚是人的第二心脏，我们要像保护心脏一样
保护自己的脚，不让它受伤，不让它受寒。

　　人的脚底，隐藏着一个秘密的调控系统，有许
多按钮，直接与内脏相连，按摩刺激这些按钮，就
能开启相应的线路，对相应的脏器进行修复和调
节。这就是足底按摩可以治疗全身疾病的道理
所在。

● 寒从脚下起

"这么冷的天,您脚上怎么能不穿袜子呢? 脚是人的第二个心脏啊!"在去外科会诊的电梯里,听到一位老人对年轻护工这样说,我不禁对老人肃然起敬。

脚是人的第二心脏,我们要像保护心脏一样保护自己的脚,不让它受伤,不让它受寒。老人知道脚部保暖的重要性,但未必知道这样做的道理何在。

足部是寒邪入侵的通道

人的脚底,隐藏着一个秘密的调控系统,有许多按钮,直接与内脏相连,按摩刺激这些按钮,就能开启相应的线路,对相应的脏器进行修复和调节。这就是足底按摩可以治疗全身疾病的道理所在。

同时,足底也是离心脏最远、血液最不容易到达的地方,因此足底不容易保暖,最容易受寒。俗话说"寒从脚下起",就是这个道理。有人不注意保养足部,经常足涉凉水,赤脚在污水中行走,雨水打湿鞋子不及时换下,睡眠时脚对风口,以及脚脏、脚臭、不及时洗脚等等,都容易招致寒气的入侵。

更重要的是,脚上有许多连接内脏的穴位,比如足少阴肾经的涌泉、然谷,足太阴脾经的隐白、大都、太白、公孙,足厥阴肝经的大敦、行间、太冲,足太阳膀胱经的至阴、足通谷、束骨、京骨,足阳明胃经的厉兑、内庭、陷谷,足少阳胆经的足窍阴、侠溪、足临泣等等,寒气从足部入侵,可以直接影响这些脏腑的生理功能。

头凉足暖利于眠

自古以来,民间就有"头凉足暖利于眠"的说法,这是符合医学道理的宝贵养生经验。

> 足底也是离心脏最远、血液最不容易到达的地方,因此足底不容易保暖,最容易受寒。俗话说"寒从脚下起"。

> 头凉足暖利于眠。

睡眠时,头露在外面,既有利于头部散热,保持清凉,起到宁心安眠的作用,也有利于呼吸畅通,使脑部供氧充分。在炎热的夏天,使用竹枕、瓷枕、玉枕等凉枕,能降低头部的温度,因而可用来治疗失眠,保健脑部。相反,那些喜欢把头蒙在被子里睡觉的朋友,就要注意了:蒙被子睡觉是一种不良习惯,可以因睡眠不沉,脑氧供应不足而影响次日的工作学习。时间长了,会造成反应迟钝,记忆力下降。

睡眠时,足部是要重点保暖的部位。

睡眠时,足部是要重点保暖的部位。许多家长发现,如果孩子在睡眠时不小心蹬开了被子,第二天就会感冒、拉肚子。细心的母亲总会在临睡前把孩子的被子掖好,特别是足部的被子,要向里折一点,压在脚下,以免蹬开。对于老年人,冬天的热水袋、羊毛褥通常会放在足部,脚热乎了就能睡得香甜。

● 脚是人体的温度计

身体是否健康,通过观察和按摩足部就可以知道。有人把脚形象地比作人体的温度计,能测知疾病的蛛丝马迹。

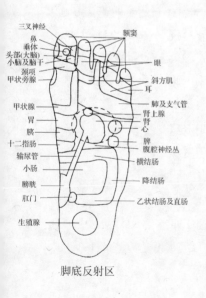

脚底反射区

观察足部的整体是侦测疾病的重要一环。首先是观察骨骼:长期穿高跟鞋的女性,足跟部骨骼变形,往往伴有盆腔病变;足部的鼻反射区凹陷,可能有过敏症;鼻反射区凸出,则可能有炎症。其次是观察足部的肌肉:脚掌肌肉过于松软,提示阳气亏虚,肌肉过于僵硬,则表示气滞血瘀,脏腑功能障碍。第三是脚部的温度:足掌冰冷,属于阳虚有寒气,血液循环不畅;足心发烫,则提示阴虚火旺,或者虚阳外越。第四是脚部的湿度:能够反映内分泌和肾的功能。足趾间干裂角化,见于血虚早衰的中年人;足趾间过于潮湿,则见于湿热偏盛、内分泌失调的患者。第五是足部的颜色:异常的颜色变化如红色、蓝色,白色点状物等,提示相对应的脏器可能有问题。特别是大脑及额窦反射区,如果呈现紫暗色,往往提示脑血管有问题,可能是中风的先兆。第六是观察足部有无肿胀:足踝部水肿,提示肾病、心脏病或内分泌系统疾病；内外踝瘀血肿胀，提示盆腔或髋关节病变。足部反射区有明显的肿胀或隆起，提示该反射区相对应的脏腑器官有慢性器质性病变。

　　熟悉足部反射区所对应的脏腑器官，有助于判断疾病的部位。例如，足拇趾皮肤暗紫，提示脑部缺血缺氧，甚至有脑血管疾病；足拇趾皮肤干瘪失去正常弹性，提示脑动脉硬化、脑供血不足，以及脑萎缩；在胆区发现阳性体征，可以判断是胆囊有病，如胆囊炎或胆道结石；膀胱反射区肿胀，提示前列腺增生、慢性肾功能衰竭、慢性膀胱等。

> 熟悉足部反射区所对应的脏腑器官，有助于判断疾病的部位。

　　通过仔细按摩、按压足部反射区，也是了解身体状况的简便方法。如果某反射区感觉异常疼痛，或者能触摸到皮下结节，就要注意相对应脏器可能有病。皮下结节往往和异常疼痛同时存在的，这些结节有不同的形状，圆形的、条索状的、小粒状的，等等。按照中医的整体观念，人是一个整体，反射区之间也有很强的关联性。一个反射区有问题，与其密切相关的反射区也可能有问题。

　　除了观察和触摸之外，平时注意与足部有关的症状，也能及时发现疾病的线索。我们知道，健康的行走轻快有力，脚部温暖，没有疼痛的感觉。有病时就不一样了！我们说"人老脚先老，有病脚先知"。高血压、眩晕、脑供血不足时，会感到走路头重脚轻，行走不稳，或者像踏在棉絮上；骨质增生时，往往有足底疼痛，特别是脚后跟疼痛；痛风时，大拇趾或脚踝疼痛剧烈；阳虚、血液循环不良者，常感到双足冰冷，难以暖热；气血亏虚的人，足部麻木，夜间更加明显等等。

常见疾病的足部信号

　　许多慢性病会在足部出现信号，及早发现这些信号，可以做到早诊断早治疗，防患于未然。

　　糖尿病：双脚麻木不容易暖热，特别是小腿以下都麻木冰凉，是血液循环不佳的征象，要注意糖尿病所引起的血液循环障碍或神经末梢病变。糖尿病患者，在胰腺、眼、心、上身淋巴、甲状腺等反射区,可以触摸到皮下颗粒状的小结节。在小腿内侧中部,也就是小腿的胰反射区,也可能触及一个痛性结节。这个结节的大小,往往与血糖浓度有关。血糖浓度升高,结节变大;血糖浓度降低,结节变小。这是糖尿病的重要体征。

高血压:可以在头、颈、脑垂体、腹腔神经丛、肾上腺、输尿管、膀胱等反射区,发现比较明显的压痛,也能在皮下摸到小结节;血压点反射区按上去紧绷绷的,像按在琴弦上的感觉。

低血压:低血压时,血压点反射区按上去有空虚的感觉。

中风:中风患者双足不对称,一侧足变形、内翻,足部肌肉弛缓或痉挛;足部皮肤粗糙、无华,有时可见瘀斑;头、颈、肾、上肢、下肢、坐骨神经等反射区均有压痛,按上去有空虚感,或者凹陷,患侧更加明显;可触及小结节或条索状物。

肝胆疾病:包括病毒性肝炎、酒精肝、胆囊炎、胆石症、肝硬化及肝癌等。肝功能不佳者可见指足趾上翘;肝脏有肿大倾向时,可见足趾肿胀;足趾发硬则可能是肝硬化;肝、胆、肾等反射区常有压痛,可发现小丘疹或小结节。

月经不调:包括月经过多、月经过少、痛经、闭经等。在子宫、卵巢、输卵管等反射区,往往可见青筋暴露,以及极浅的瘀斑;相关反射区常有压痛,有颗粒状小结节。

更年期综合征:足部常有脱皮、小丘疹、瘀斑,脚掌红润。在子宫、生殖腺、甲状腺、甲状旁腺、肾、肾上腺等反射区,均有不同的程度的压痛,并有颗粒小结节或条索状硬块等。

前列腺疾病:在前列腺、肾、输尿管、膀胱等反射区,可触及小结节,小结节有压痛。这对于前列腺疾病的早期诊断有重要意义,诊断后施以足部按摩治疗,可取得迅捷效果。

颈腰椎骨质增生:颈椎、腰椎反射区,以及皮下骨骼

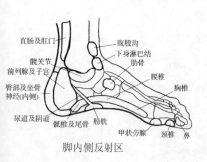

脚内侧反射区

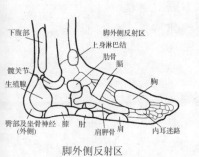

脚外侧反射区

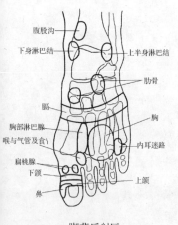

脚背反射区

处,可摸到高低不平、类似骨质增生的结节;在头部、颈部、斜方肌及上半身淋巴结等反射区,也可以摸到颗粒状的小结节,并有压痛。

类风湿性关节炎:可见趾关节变形或挛缩,足掌血液循环较差,足部肌肤不温,色泽少华;趾关节压痛明显;上半身淋巴结、脊柱、肾、肾上腺、甲状旁腺、输尿管、肩、肘、腕等反射区有压痛,也可能触及小结节或条索状物。

⬤ 大部分疾病都可以通过按摩足部解决

脏腑器官在足部的反射区,分布很有规律。人的双脚合并起来,正是人体组织器官立体分布的缩影!当体内脏腑器官的功能或结构发生异常时,其足部反射区就会有痛点、结节出现,而刺激这些区域,就能反馈地调节相应脏腑的功能,加速气血的运行,促进毒素和废物的排出,激发组织细胞的再生能力,最终使脏腑器官的功能恢复。足部按摩是一种简便有效的绿色疗法,人体的大部分疾病都可以通过按摩足部解决。

足部按摩是一种简便有效的绿色疗法,人体的大部分疾病都可以通过按摩足部解决。

有专家总结了足部按摩治病的机理,包括促进血液循环,疏通血脉管道,促进各个器官、各个系统的功能协调,平衡内分泌,缓和神经的紧张,排泄体内的毒素杂物,加强新陈代谢,激发细胞活力等。

足部按摩主要适用于以下几类病症:

第一,几乎所有功能性疾病都适合足部按摩治疗。而对于器质性疾病,则必须在中西医结合正规治疗的前提下,用足部按摩作为辅助。

第二,内科疾病中的消化道功能紊乱、消化性溃疡、糖尿病、高血压、失眠等,足部按摩都有不错的疗效。

第三,外科疾病中的骨质增生、软组织损伤、前列腺疾患等,也适合足部按摩治疗。

第四,妇科疾病中的月经失调、更年期综合征、子宫肌瘤等,辅以足部按摩,效果更好。

第五,儿科疾病中的大脑发育迟缓、脑瘫、儿童抵抗力下降反复性呼吸道感染、消化功能不良、厌食症、注意力不集中等，足部按摩能起到重要的辅助治疗作用。

第六，神经官能症和各种神经痛，足部按摩有理想效果。

第七，各种过敏性疾病，如过敏性哮喘、过敏性皮炎、过敏性鼻炎，足部按摩有辅助作用。

第八，各种炎症，如乳腺炎、喘息性气管炎、淋巴管炎、上呼吸道感染、脉管炎、皮炎等，足部按摩能改善症状。

第九，某些医学缺乏有效治疗方法的病症，可通过足部按摩调整机体状态，增强抗病能力。

注意足部按摩的禁忌病症。

当然，足部按摩绝不是包治百病的灵丹妙法，以下病症就必须禁忌：

各种出血，如脑出血、子宫出血、消化道出血、支气管扩张出血、各种内脏出血等；急性心肌梗死、严重的心、肝、脾、肾功能衰竭等，不宜用足部按摩的方法解决。

一些外科疾病，如急性阑尾炎、腹膜炎、肠穿孔、骨折、关节脱位；各种传染性疾病，如肝炎、结核、流脑、乙脑、伤寒及各种性病；各种中毒，如煤气、药物、食物中毒，毒蛇、狂犬咬伤等；以及各种严重精神病。这些病症病情急迫而危重，必须立即去医院救治，不可贻误急救时机。足部按摩可以在康复期间起辅助治疗作用。

泡脚治百病

曾经有一段时间，我发现有许多老年人到中医科要求开艾叶和红花，并且要的量和比例都差不多：艾叶 250 克，红花 100 克。问他们做什么用，说是泡脚的。有位东大的老教授还详细地告诉了我事情的缘由：近一个月来，电台有一档养生节目，专门讲老年人的养生保健。其中的一位专家就推荐了这个花钱不多、安全有效的防病治病方法。每晚临睡前，用艾叶 50 克，红花 20 克，用几大碗水浸泡 15 分钟，再用大火烧开，改小火煮 20 分钟左右，带药渣一起倒入脚盆内，待水温合适时，双脚放进去，一边浸泡一边揉搓按摩，约 30 分钟左右。水凉

每晚临睡前，用艾叶 50 克，红花 20 克，煮水泡脚。

了,再续加温水。许多老年人使用这个方法,缓解了不少病痛。

　　也许,对于这样的雕虫小技许多医生会不屑一顾,但我却觉得,这还真是一个适合普通百姓的保健方法。因此,我查了相关资料,惊奇地发现,泡脚竟能治疗上百种病症! 这里只列举常见的几类病症:

　　失眠:浴足的温热刺激能够通过皮肤感受器,传导到中枢神经系统,使中枢的兴奋和抑制有序,因而夜间能促使人入睡,提高睡眠质量。民间有"睡前泡泡脚,胜似吃补药"的说法。我常向睡眠不好的朋友推荐:每晚睡前 30 分钟,在半盆温水中加白醋 150 毫升左右,泡脚半小时,干抹布擦干后上床睡觉,往往可以迅速入眠。

> 每晚睡前 30 分钟,在半盆温水中加白醋 150 毫升左右,泡脚半小时,促进睡眠。

　　亚健康状态:温水浴足可促进血液循环,舒缓神经紧张,缓解疲劳状态,使人容易放松,有利于恢复体力。

　　心脑血管疾病:浴足能促进血液循环,改善双脚的血液循环状态。双足处于人体最低位置,离心脏距离最远,双足末梢血液循环相对较差,保暖功能差。而通过中药药液的温热刺激和透皮吸收,可以使足部血管扩张,血流阻力降低,血液的流速和流量得到提高,这样就改善了全身的血液循环,因而对心脑血管疾病有显著效果。合理的浴足能协助降压,对高血压有一定疗效。这是因为,中药浴足改善了全身的血液循环,机体循环畅通,小静脉回流加强,阻力降低,因而可以有效地降低血压。若改变浴足的药方,则对低血压也调节作用。

　　免疫力低下所引起的各种病症:中药浴足在促进全身血液循环的同时,也改善了淋巴液的循环;淋巴液循环加快,就提高了人体的免疫功能。因此对反复感冒、慢性鼻炎、慢性支气管炎等多种免疫功能低下引起的疾病有效。

　　骨关节疾病:浴足能舒筋活络、祛寒除湿,活血化瘀,因而对风湿类风湿引起的关节疼痛、麻木肿胀等,有良好的缓解作用。可选用当归、五加皮、黄芪各 20 克,川芎、桃仁、红花、巴戟天各 10 克,制附子、川草乌、肉桂、连翘各 12 克,细辛 7 克,煎水浴足;足跟痛患者,可选用制川乌、制草乌各 20 克,艾叶 30 克,五灵脂、木瓜、红花各 30 克,煎水浴足;踝关节扭伤,可用伸筋草 30 克,五加皮、三棱、苏木各 20 克,乳香、没药各 20 克,煎水浴足。

痛经:浴足能畅通气血,温通经络,因而对虚寒、气滞、血瘀导致的痛经,都有良好效果。对于最常见的虚寒型痛经,表现为下腹冷痛、热敷痛减、手脚发冷的女士,可以选肉桂 10 克,丁香 5 克,乌药 15 克,当归 30 克,川芎 15 克,干姜 30 克,小茴 15 克,吴茱萸 6 克,花椒 10 克,食盐少许,煎水泡脚。

其他多种慢性病:足部有许多重要反射区,浴足不仅能增强足局部的血液循环,更能激活和强化相应器官的功能,促使体内垃圾的清除,因而对许多慢性病症有治疗作用。

浴足方法简便,但每次要坚持 30 分钟以上,持续 3 个月左右,效果才能显著。泡脚之前可先用热气熏蒸一会儿脚部,等水温适合时再开始;泡洗过程中可加热水,最好能使全身微微渗汗;泡脚时脚可在药水中不停活动,让足底接受药渣的刺激;配合用手擦揉脚趾,按摩足底,效果更好!

> 浴足方法简便,但每次要坚持 30 分钟以上,持续 3 个月左右,效果才能显著。

让脚瞬间就暖起来的 10 种方法

冰天雪地里,只穿着一双解放鞋,里面没有袜子,双脚麻、木、凉、痛,加上凉风从裤口往里灌,从足心到小腿,再到全身,冻得瑟瑟发抖! 这是我 30 年前曾有的经历,现在想来,更能体会"寒从脚下起"的意思。

现在的朋友很少能体会冻脚的感觉了,但还是有脚凉的时候的。如果不采取合适的措施,可能一夜都暖不热双脚——这可是不利于保健的! 以下介绍的,是能够让您的脚瞬间就暖和起来的 10 种方法,看起来简单,却是很有效的!

踏步法:作原地踏步动作,脚落地时稍用力,只需 5～10 分钟,双脚就会暖和。注意选择地点,尽量不要在卧室,以免惊动楼下的邻居!

顿足法:同时抬起双脚根,脚尖着地,再迅速顿下脚跟,反复 50～60 次。此法对便秘也有一定作用,但老年人不宜。

慢跑法：在院子里慢跑 5～10 分钟，慢跑时留意脚踏地的感觉，双脚即可温暖。此法老少皆宜，但须注意安全，避开车辆、沟渠及不平整有障碍的地面。中里巴人介绍的坠足功也是很好的暖足方法。

跳绳法：在室内室外稍微空旷的地方，跳绳 2～5 分钟，双脚或单脚轮换跳都可以。这是年轻人特别是女士最适宜的暖足方法，老年人须注意循序渐进。室内跳绳时要注意安全，避免打坏器物。

按摩法：脱去鞋袜，蜷坐在床上，两足掌相对，用双手摩搓足背，以及小腿；然后再搓足心，到温热为止。家里人也可以互相按摩，效果更好。睡前按摩足部，更能改善血液循环，起到安神镇静、促进睡眠的作用。

脱去鞋袜，蜷坐在床上，两足掌相对，用双手摩搓足背，以及小腿；然后再搓足心，到温热为止。

浴足法：用温热水泡双脚，便浴足边揉搓按摩；也可以在热水中少加食盐溶化，有消炎作用；有灰指甲、脚癣等足病的，可以用苦参 30 克、白藓皮 30 克、苍术 30 克、枯矾 10 克，煎水泡脚，既能暖足，又能治病。

温覆法：老年人或者阳气亏虚着脚凉，秋冬季节要特别注意足部的保暖。可以在其足部加厚被棉褥，或铺垫一张羊皮、狗皮，或用暖水袋，加温取暖。尽量不用电热毯，容易热燥。

覆被法：除了脚部，浑身都怕冷的，则需要多加衣被，选择防寒保暖性能更好的衣物，如蚕丝被、羽绒衣等。

姜汤法：脚凉，全身又觉得有寒气的，可以熬一碗姜汤，趁热喝下，再覆被取暖。特别是涉水淋浴后，脚部受寒的，更适应本法。

举腿法：仰卧床上，双手置于身体两侧，将两条腿缓缓举起，垂直于身体，稍作停留后，再缓缓放下，如此重复数次。本法还可以锻炼腹肌，有助于减肥。

第七篇

萃取人体的灵丹妙药——经络穴位

我们可以把人体看成一个网络系统，这个复杂的网络系统由三部分构成：第一部分是隐藏在体内的脏腑器官，比如心、肝、脾、肺、肾，以及大小肠、膀胱、胃、胆等等。每个脏腑都有其特定的功能，是完成各项生理活动的主体。第二部分则是分布于体表的穴位，这些穴位就像一个个指示灯一样，能够直接或间接地显示体内脏腑的工作状况。第三部分就是经络。经络像网线一样，把内在的脏腑和外在的穴位连接起来。

刚开始学医时，我也和大多数初入校门的医学生一样，对前途充满了幻想，以为只要掌握了足够的医药学知识，就能够救死扶伤，把处于病痛中的患者一一解救出来。从医多年以后，才发现，医学的现状远远没有想象的那样昌明，大多数疾病机理仍然不明，而许多搞清楚病因的疾病，也没有太多能够根治的方法。单纯依靠现代医学，目前的许多疾病仍然是不能治愈的，这就是目前医学的现状。"医治不死病，佛度有缘人"，便成了有些医生无奈的感慨！正因为如此，各国才越来越重视替代医学的作用，许多大学医学院都设立了替代医学研究中心。而针灸和中医，在西方医学就被归入替代医学范畴，并占有较重要的地位，比如针灸，在替代医学疗法中位居第二！

多少年来，药物一直是对付疾病的主要武器，新药的研发使曾经威胁人类生命的传染病等得以控制。但是，不得不承认，人类的许多疾病，不是依靠药物就能够解决的！其实，大自然这个伟大的药剂师，除了能够用二氧化碳、氮气和水等最简单的物质合成各种复杂的药物之外，还给我们人类创造了更神奇的"自带药库"——经络腧穴系统！尽管现代医学对经络的了解还很肤浅，但经络在养生保健防病治病中的作用，却被中医演绎得淋漓尽致，正被越来越多的人所接受。

> 人类神奇的"自带药库"——经络腧穴系统！

● 经络穴位是我们人体自带的天然药库

我们可以把人体看成一个网络系统，这个复杂的网络系统由三部分构成：第一部分是隐藏在体内的脏腑器官，比如心、肝、脾、肺、肾，以及大小肠、膀胱、胃、胆等等。每个脏腑都有其特定的功能，是完成各项生理活动的主体。第二部分则是分布于体表的穴位，这些穴位就像一个个指示灯一样，能够直接或间接地显示体内脏腑的工作状况。第三部分就是经络。经络像网线一样，把内在的脏腑和外在的穴位连接起来。正是有了这样的连接，体内脏器的信息才能传输到体表的穴位，因此通过诊察穴位就可以推测体内脏腑的状况。另一方面，经络的连接使穴位和

> 分布于体表的穴位，就像一个个指示灯一样，能够直接或间接地显示体内脏腑的工作状况。

脏腑之间能够相互感应。当脏腑功能失常时，通过刺激体表相应的穴位，就能调节脏腑功能，达到缓解症情、治疗疾病的目的。正常情况下，刺激特定穴位，也能够强化脏腑功能，取得养生保健的效果。全身的经络纵横交错，分布的穴位有近千个，有些穴位具有明显的防病治病效果，而有些穴位的重要作用正逐渐被人们所认识。可以这样说，揭示经络穴位的调节功能，是维护人类健康、攻克许多慢性病疑难病的重要途径。充分利用经络穴位，既能养生治病，还能减少吃药打针之苦。

由于经络穴位系统是相当复杂的，不专门学习中医的朋友很难搞清。但经络穴位的应用简单而有效，本章本着实用的目的，将深入浅出地为大家介绍一些经络知识和保健穴位，这是从临床上提炼出来的精华，会对您的健康有所帮助的！

从《伤寒杂病论》看疾病的经络疗法

到医院看过病的朋友都知道，医院是分科的，一般的医院都有内科、外科、妇科、儿科，大医院分得更细，比如内科，有消化科、呼吸科、心脏科、肾科、风湿科、内分泌科、血液科等等。中医院也分科，比如脾胃病专科、脑病专科、肾病专科，每一个专科针对一个系统的病症，明显有脏腑辨证体系的痕迹。但在《伤寒杂病论》里面，中医的病证体系却不是这样的，它是以六经为分类纲领的。这个分类方法，非常重视经络的辨证。不管是什么样的病，都可以归属到六经里面。比如您得了颈椎病，脖子和背部僵硬疼痛，很不舒服。熟悉伤寒论的医生，会辨别出您得的是太阳病——足太阳膀胱经循行于颈背部，这些症状表明是这个地方的经络出了问题。怎么办呢？想办法让它通畅，把入里的寒气祛除——用桂枝加葛根汤或者葛根汤。效果怎样？大多数一副药见效，七副药就治得差不多了。如果不从六经辨证，一看是颈椎病，属局部血流不畅，用活血化瘀的方法（大部分医生都会这样做），不是不见效，但没有十天半月不会有大的效果！这就是与经络相关的六经辨证的魅力。

从《伤寒杂病论》一书可以看出，医圣张仲景是十分重视经

在《伤寒杂病论》中，不管是什么样的病，都可以归属到六经里面。

络疗法的。临床上能够根据病情的需要，有的先用针刺的方法，疏通经络，打开通路，再服中药祛除病邪；有的则针药同时应用，提高治疗效果；有的则在相应穴位，用灸法、熨法。选取穴位少而精，针对性很强，对于一些特定穴位，有特殊功效的，更是善于取而用之。

有人总结了《伤寒杂病论》经络疗法的特点，很有见地。第一是阳证用针法，阴证用灸法。阳证多热，用针法可以疏通经络，清解郁热；阴证多寒，用灸法则能温通经络，驱散寒气。第二是既重视治疗，更重视预防。有些病症有传变的可能，可以针刺相应的穴位，截断病邪传导的通路，达到预防疾病迁延、恶化的目的。第三是针药不可偏废，针灸与药物并用，相得益彰。看看现在的中医，会针灸的不会开中药，会开药的又不会针灸。这也是当前中医治病临床疗效欠佳的原因之一。

《伤寒杂病论》经络疗法的特点：第一是阳证用针法，阴证用灸法。第二是既重视治疗，更重视预防。第三是针药不可偏废，针灸与药物并用，相得益彰。

温经通络是祛寒排毒的不二法门

经络是人体内运行全身气血、联络脏腑肢节、沟通上下内外的网络系统，必须保持畅通，人的各项生理活动才能正常；一旦出了差错，经络不通了，人就会生病，感到痛苦不适。中医常说，"不通则痛"，大凡疼痛不适，都是由于不通所致；而中医治病的目的，很多时候就是要找到这个不通的地方，通过各种方法使它畅通，达到"通则不痛"的目的。

引起经络不通的原因很多，寒气是其中最常见的。我们看汉字"疼痛"的造字，就能品出一定的道理。"疼"、"痛"均以"疒"为偏旁，说明疼痛与疾病有关，许多疾病都会使人疼痛；"痛"里面是一个"甬"字，"甬"是道路的意思，提示痛的原因是"道路出了问题"，不通畅了；"疼"里面是一个"冬"字，提示疼的原因与冬季有关，冬季的主气就是寒气，它是造成经络不通、发生病痛的主要原因！

引起经络不通的原因很多，寒气是其中最常见的。

临床上也发现，以寒气为主因的病证越来越多，因而温经通络、祛寒排毒，是防治疾病特别是疑难病症的不二法门！

温经通络的具体方法有多种，我最喜欢用的是温经祛寒的中药方剂,比如麻黄汤、桂枝汤、麻黄附子细辛汤、四逆汤、当归四逆汤、桂附理中汤等,这里方药应用得当,能祛除深在的寒气,并有温补阳气的作用,治疗虚寒或者实寒都有效果。

中药熏洗或熏蒸也是常用的方法。对于寒邪瘀滞在体表、风寒湿侵袭关节的病变,比如肩周炎、颈椎病、慢性腰腿痛、风湿类风湿性关节炎、寒性肥胖等,效果不错。热水浴和桑拿浴,功效类似于中医的熏洗疗法。

灸热贴和中国灸是一种能够发热的膏药,可以贴附在疼痛的局部或者相应的穴位,起到温通经络的作用。我们曾用灸热贴治疗痛经,两张贴在两侧膝盖内上方的血海穴,一张贴在小肚子上的关元穴,防治小腹凉痛、手脚冰凉为主症的痛经。

灸法可以去百病

一位20多岁的女大学生,1个月前晨起刷牙时发现口角流水,一照镜子,看到自己口眼向左边偏斜。当时她吓坏了,赶紧到医院,结果被诊断是面神经麻痹,经过一个月的针刺治疗,却仍没有获得满意效果。

临床上有一些顽固面瘫,针刺如果有时候不起作用,就可以用灸法。医生在女孩的人中、迎香、地仓等穴位上,放上薄薄的姜片,然后把艾绒捏成小小的圆锥状,放在姜片上,用火柴点燃,并让实习医生照看着,等艾锥燃尽再换上新的点燃。半个小时之后,治疗完成,女孩的症状已有明显好转!

针灸包括针法和灸法,且各具适宜病症。

说到针灸,人们马上想到的是在穴位上针刺。实际上,针灸包括两类治疗方法,上面所说的灸法是其中的一类。这类方法主要是用点燃的艾绒或其他药物,在特定的穴位烧灼、温熨,借助火的温热力量,以疏通气血,驱除寒气,激发机体的抗病、祛病能力,是一种历史悠久的外治方法。

"凡药之不及,针之不到,必须灸之。"

临床上,针法和灸法有各自的适宜病症,具有相辅相成之妙。《黄帝内经》说,"针所不为,灸之所宜";明代医学家李梃进一步指出:"凡药之不及,针之不到,必须灸之。"灸法的主要作用是温阳起陷、行气活血,因而特别适应于阳虚有寒的沉寒痼疾。

高血压、糖尿病、肥胖症、冠心病、脑梗塞、慢性支气管炎、慢性肠功能紊乱、消化性溃疡、失眠、痛经不孕不育症等等，在服用中药的同时，配合灸法，往往能取得更好的效果！

考虑到安全，在家里，我们可以选择温灸器灸、电热灸、敷药灸等，作为日常保健、祛除寒气的重要措施。不管什么病症，只要感到比较怕冷，手脚容易凉，都可以用灸法治疗。

这里，我向大家推荐一个穴位——关元穴。关元属于人体任脉上的一个穴位，在下腹部，前正中线上，脐下 3 寸的地方。取穴时，可采用仰卧的姿势，在肚脐到耻骨上方的前正中线上画一条直线，将此线五等分；从肚脐往下五分之三的地方，就是关元穴！这个穴位的主治病症非常广泛，比如遗尿、尿频、尿潴留、遗精、阳痿、痛经、闭经、月经不调、肥胖、内分泌失调、慢性腹泻、慢性结肠炎、慢性胃炎、失眠、荨麻疹、亚健康状态等等，因此，中医有"针必三里，灸必关元"的说法。

历史上有许多医学家善用灸法救治大病重病。被誉为神医的华佗，给患者治病时就多采用灸法，他一般选用一两个穴位，每个穴位灸七、八个艾柱，许多病就能当场痊愈；晋代著名的女医生鲍姑，更是擅长用灸法；她的丈夫葛洪受其影响，所著的《肘后备急方》中录有 99 条灸方；药王孙思邈幼时多病，中年开始用灸法健身，以致能年过百岁还精力充沛。

灸法是一种操作简便、安全有效、经济节约的医疗技术，在当今社会尤有重要价值。一人学会灸法，一家的健康便有了保证！

关元穴位：前正中线上，脐下3寸。

"针必三里，
灸必关元。"

● 简便有效的经穴疗法

有朋友向我反映，他们对针灸很感兴趣，但那么多的经络穴位，实在太难记了！

其实，我们没必要像针灸专业的大学生一样，去学习那么多的理论知识，我们完全可以从实用的角度出发，掌握一些最有用的穴位和方法。掌握了常用的经络穴位，不需要吃药、打针，也不需要在穴位上扎针，只通过点按揉搓、敲打滚压，就能去除疾病，增进健康！

从实用的角度出发，掌握一些最有用的穴位和方法。

按压肺经，可以缓解各类咳嗽

大部分人都有过咳嗽的经历，这是一种保护性的呼吸反射动作。当异物、刺激性气体、呼吸道内的分泌物刺激呼吸道黏膜时，所造成的冲动就会传到延髓咳嗽中枢，引起咳嗽。咳嗽时先有短促的深吸气，然后声门紧闭，然后呼吸肌、肋间肌和膈肌快速猛烈地收缩，使肺内高压的气体喷射而出。随着急速冲出的气流，呼吸道内的异物或分泌物就被排出了体外！

可以看出，咳嗽能及时排出异物，对人体是有保护作用的。但过于剧烈、过于持久的咳嗽，则使人寝食难安，烦恼不已。中医西医，都有针对咳嗽的治疗药物。

引起咳嗽的原因很多，病情轻重也很不相同。当咳嗽发生时，首先要找到原因，针对原因进行治疗，而不能见咳止咳。当然，有时候想办法缓解咳嗽，也很重要！

虽然，"五脏六腑皆令人咳"，但肺的功能失常却是咳嗽发生的共同机理。因此，按压肺经上的穴位，是缓解各类咳嗽的有效方法。

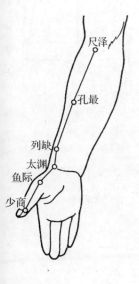

受风、受凉后，咽喉发痒，引发咳嗽，可以用拇指揉按**列缺穴**。列缺位于前臂的桡侧缘，也就是靠近大拇指的这一侧，在桡骨茎突的上方，手腕横纹上 1.5 寸有一个凹陷的地方。揉按这个穴位，每侧各 3～5 分钟，可以起到散风祛邪、宣肺解表的作用，能够迅速缓解咽痒咳嗽的症状。

咳嗽伴有咽喉肿痛，或者是慢性咽炎发作，咽痒、咽痛，咽中有痰咯吐不爽时，可以用拇指的指甲边缘点压**少商穴**。少商在手拇指的桡侧，紧紧靠近指甲角的地方。点压这个穴位，能够治疗咽喉肿痛、咳嗽、鼻子出血、外感发热等症，也可以用于昏迷的急救。胆大的朋友可以用针点刺放血，清泄肺热作用明显，缓解咽痛、咳嗽的效果更快。

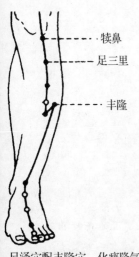

尺泽穴配丰隆穴，化痰降气

咳嗽时有大量的痰液，色白而黏，并伴有胸闷、上腹部堵塞、不想吃饭等症状的，中医认为属于痰湿咳嗽，可以按揉**尺泽穴**来泄肺止咳，同时配合**丰隆穴**化痰降气。尺泽位于肘横纹中，肱二头肌腱的桡侧缘；丰隆穴则是足阳明胃经的穴位，该穴位于小腿的前外侧,外踝尖上 8 寸,条口穴外,距胫骨前缘两横指的地当。用力按压丰隆穴,化痰效果很好。

如果是干咳,而没有痰,或者痰很少,不容易咳出,伴有鼻燥咽干,潮热,颧红,病史较长的,多属于阴虚,可任选列缺、太渊、经渠,再配合中府和肺俞,进行点压按揉;痰中带有血丝,甚则咳血的,则配合孔最和膈俞。**列缺**是肺经的络穴,与任脉相通,具有清肺润燥止咳的功效。**太渊**在腕掌侧横纹桡侧,桡动脉搏动处,就是平时医生诊脉的位置;经渠紧靠太渊,位于桡骨茎突内侧,腕横纹上 1 寸,桡动脉桡侧的凹陷中。**中府**在胸壁外上方,平第一肋间隙,距前正中线 6 寸的地方,中府是一个非常重要的穴位,对于咳嗽、气喘、胸痛都有治疗作用,是诊断和治疗肺病的重要穴位之一;肺结核和支气管哮喘病人,此处常有异常反应。**孔最**为肺的郄穴,主治急症;此穴位于前臂内侧,在太渊穴与尺泽穴连线的上,腕横纹上 7 寸处。肺俞和膈俞则属于膀胱经的穴位,位于背部。

肺经的其他穴位,如云门、天府、侠白、鱼际等,对咳嗽哮喘也都有一定的疗效。肺气亏虚容易上感咳嗽的朋友,可以对照经络图,经常按揉肺经的穴位,以提高抵抗力,预防咳嗽和哮喘。

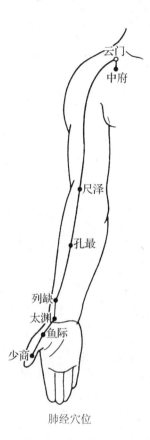

肺经穴位

刺激胆经,能够排泄积存的垃圾

足少阳胆经循行于人体的侧面,从头到足,贯穿上下。临床上的许多疾病与胆经相关,主要包括头部、五官、胸胁、躯体侧面的各种病症,比如面瘫、口苦、胁痛、偏头痛、乳汁缺少、乳腺炎、乳腺增生、腰痛、胯痛、带下、月经不调、坐骨神经痛、胆道疾病、膝关节痛等等。而通过刺激胆经,能起到畅通经络、排除体内垃圾的作用,可以防治多种疾病。吴清忠先生所著的《人体使用手册》一书,介绍的敲胆经的方法,简便易行,安全有效,是一种不错的养生祛病措施。

按摩涌泉,激活肾经

老同学专程从河南赶来,让我给他的夫人看病。这是一位

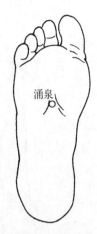

涌泉穴定位：足底
(屈趾)前1/3凹陷处

30克吴茱萸，炕
干，研成粉，用醋
调成软泥状，每晚
睡觉前把药糊贴
在两足心靠前的
位置(涌泉穴)，用
创可贴固定。贴
之前，最好泡泡
脚，揉按足心5分
钟左右。

体格中等的中年女士，面色不佳，一脸倦容。老同学说，妇人失眠已经10几年了，因为睡不好觉，体质越来越差。经常腰酸背痛、疲乏无力，有时候腿都拉不动；另外还容易上火，动不动就口腔溃疡，心烦气闷，发脾气！有医生说她内热，但她自己经常两腿发凉，一晚上都暖不热！这两年又得了妇科病，白带多，瘙痒不已。

我告诉老同学，夫人虽然症状繁多，看起来比较复杂，实际上用中医理论分析就是肾虚肝旺、上热下寒，治疗起来应该很快就有效果。诊察之后，我给她开了一张处方，使我自认为最拿手的抑肝散合交泰丸加味。殊不知一个月后，老同学打电话过来，说一点效果都没有！并且夫人说药味太苦，不想再吃了，问我有没有别的办法。

这时我突然想起，可以用穴位贴敷的方法来试一试，就告诉他，到药店买30克吴茱萸，炕干，研成粉，用醋调成软泥状，每晚睡觉前把药糊贴在两足心靠前的位置，用创可贴固定。贴之前，最好泡泡脚，揉按足心5分钟左右。一周后，同学高兴地告诉我说，夫人这几天睡觉有明显改善，往往是按着按着就要睡觉了，同时，口腔溃疡也好了许多！

我让他贴敷和按揉的穴位，就是涌泉穴！这是肾经的一个重要穴位，经常按揉，可以激发肾的功能，固护先天之本，对于体质虚弱的人，是非常好的保健措施。

中医五脏之中，肾是至关重要的一脏。它属于先天之本，是一个人生命健康的根本。由于各种原因，有的人生下来就先天不足，体质较弱，这就需要后天的培补。而培补的方法，除了饮食进补，生活方式的调摄，经络的锻炼也很重要。经络是除垢润滑、修复器官损伤的重要通路；针灸按摩等经穴治疗，实际上就是通过激发人体固有的潜能而起作用的。就肾经而言，它共有27个穴位，其中10个穴位分布在下肢的内侧，另外17个穴位分布在胸腹部前正中线的两侧。涌泉穴是它的第一个穴位。

涌泉穴是最常用的保健穴位，它位于足底部，卷足时足前部的凹陷处，大约在足底2、3趾趾缝纹头端与足跟连线的前三分之一与后三分之二交点上。取穴时，取俯卧或仰卧位，在足心前三分之一的凹陷处就是涌泉。

健康人按揉涌泉，有维护健康、预防肾虚的作用；患病时，则可在本穴实施针刺、艾灸、穴位贴敷、按摩等治疗方法。本穴最实用的功效是引导气血下行，用于治疗高血压、鼻出血、头目胀痛、哮喘等气血上逆的症状。穴位贴敷效果最好，如高血压，可用吴茱萸 30 克研末，醋调成糊状，睡前敷于两脚涌泉穴，用纱布包裹；鼻出血可用大蒜泥外敷，有立即止血的效果。除此之外，涌泉主治的病症还有很多，如精神神经系统疾病，包括休克、晕车、脑出血、失眠、癔病、癫痫、精神病、小儿惊风、神经性头痛、舌骨肌麻痹等；五官科疾病，如咽喉炎、急性扁桃体炎等；消化系统疾病，如胃痉挛、黄疸等；泌尿生殖系统疾病，如遗尿、尿潴留等；运动系统疾病，如足底痛、下肢肌痉挛等；其他如子宫下垂、支气管炎、心肌炎、风疹等，都可通过刺激涌泉穴来激发肾气，达到修复损伤、促进康复的目的。

健康人按揉涌泉，有维护健康、预防肾虚的作用；患病时，则可在本穴实施针刺、艾灸、穴位贴敷、按摩等治疗方法。

胃经上的重要滋补穴位——足三里

有一位年近九十的老年人，患大面积脑梗塞住神经内科，经积极救治，病情得到控制，老人脱离了险境。但接下来的一个月里，老人胃口极差，什么都不想吃，以至于瘦得皮包骨头。医生想了好多办法，都不见效，只好请中医会诊。我看病人的舌苔，又白又厚，舌头颜色浅淡，由此判断属于脾虚湿盛，用健脾化湿的中药治疗，3 天后食欲就有所改善，半个月后，饮食正常，患者慢慢地长胖了，体质也有所提高，之后安全出院。他的儿子逢人便讲：是中医救了老父亲的命！

临床上有许多久病大病的患者，比如肿瘤、血液病、中风等等，体质虚弱，消化功能减退，必须调理脾胃，才能再现生机！中医认为，脾胃为后天之本，脾胃功能丧失，人便不能生存。"人有胃气则生，无胃气则亡"，是中医共知的规律。即使对于无病之人，调整好自己的脾胃，对于养生保健也是很重要的。

人有胃气则生，无胃气则亡。

除了前面所说的，通过饮食来强健我们的后天之本之外，通过针灸按摩的方法来滋补健体，也不失为一种简便有效、几乎不

花钱的保健措施。

在人体众多的穴
位当中，足三里的
保健功效最为卓
著。

在人体众多的穴位当中，足三里的保健功效最为卓著。民间有"揉揉足三里，胜吃老母鸡"的说法。据说有一位老中医，80多岁了，仍然耳不聋眼不花，每周坚持上4～5次的门诊，笑谈其保健的秘诀，就是有空时就敲打足三里，坚持不懈！

足三里属于胃经的穴位，其位置在外膝眼下。取穴时，我们可以用自己的掌心盖住膝盖骨，五指朝下，中指尽处便是此穴。平时用拇指指端按揉足三里，每次约1～3分钟，可以调整消化系统的功能，腹腔内几乎所有的病症都可以用足三里治疗，因而中医有"肚腹三里留"的说法。经常按揉足三里，还能治疗神经衰弱、忧郁症等。作为一种保健方法，按揉或温灸足三里穴，不仅能健脾和胃，促使饮食的消化吸收，增强人体的免疫功能，而且还能消除疲劳，恢复体力，促进睡眠。

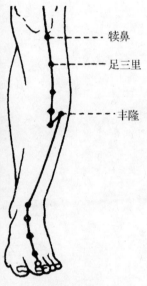

足三里穴定位：犊鼻穴下3寸，胫骨前嵴外一横指处。
犊鼻穴又名"外膝眼"，屈膝时在髌韧带外侧凹陷中。

现代的一些研究表明，刺激足三里穴，可使胃肠蠕动有力而规律，并能提高多种消化酶的活力，增进食欲，帮助消化；可以改善心脏功能，调节心律，增加红细胞、白细胞、血色素和血糖量；在内分泌系统方面，对垂体——肾上腺皮质系统有双向良性调节作用，并提高机体防御疾病的能力。

灸足三里是一种更有效的保健方法。对于一些体质下降引起的慢性疾病，古人常把艾炷直接放在穴位上灸，使穴位处发出灸疮，以至于脓成溃破，这样来达到彻底治愈病痛的目的。我们则可以用这样的方法来保健：每星期用艾条灸足三里穴1～2次，每次灸15～20分钟；操作时，艾条离皮肤大概2厘米，并缓慢沿足三里穴上下移动，感觉热疼就移开一些，不要烧伤皮肤；灸到局部皮肤发红就可以了。

膀胱经是祛寒外出的主通道

足太阳膀胱经循行于人体的头面、项背和腰背部，以及下肢后面的正中线和足的外侧部，一共有67个穴位，是十四经中穴位最多的一条经络。其分布范围广，穴位又多，主治病症广泛，因而备受历代医家和养生家重视。膀胱经在背部大面积分布，是排汗排寒的主要场所。成语"汗流浃背",实际上就是提示背部是人体最易出汗的部位。随着汗液的排出,寒气病邪代谢废物就能够随汗而出。有学者认为膀胱经是人体总的排毒通路,欲祛体内之毒,必须保持膀胱经的畅通无阻。我们平时也有这样的体会:冒雪、淋雨、受风、受寒之后,背部往往会感到强滞不舒,这时,通过喝酸辣汤、蒸桑拿、推拿、拔火罐等,使背部微微出汗,就会通体舒畅。相反,背部不注意避风保暖,受到冷风直吹,人会感到瑟瑟怕冷,很容易病倒。从背部吹来的风,称为贼风,最容易伤人。

《伤寒论》一书中,太阳经病症占有全书一半以上的篇幅,太阳经主要谈的就是足太阳膀胱经。许多医家认为太阳经是诸经的藩篱,是抵御外邪入侵的第一道关口。维护膀胱经经络畅通,实际上就是加固了人体的边境线,疏通了排泄外出的主通道。因此,推拿、针灸、刮痧、拔火罐等养生保健祛病措施,都以背部膀胱经的穴位为主要操作部位。

那么,如何保持背部膀胱经的畅通呢? 除了让人协助,进行推拿、刮痧、拔罐之外,经常练一练撞背功是一种切实可行的方法。具体方法是:选择一处坚实平整干净的墙面,背对墙、距墙约半米距离呈马步站立,缓缓把背部向墙面靠近撞击,同时做扩胸动作,使肩背部平整地撞到墙面,利用受到的弹力,迅速恢复站立姿势,再做第二次撞击动作。每天 2～3 次,每次 15 次左右。此法可以缓解背部疲劳,畅通背部经络。坚持下来,有提高体力和抗病能力的作用。但心脏病患者不适合本法。

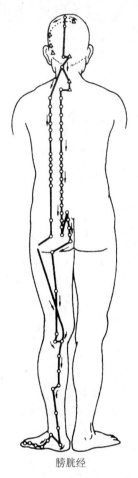

膀胱经

经常练一练撞背功,保持背部膀胱经的畅通。

小周天重要的是畅通任脉和督脉

在人体前、后的正中线上,循行着两条重要的经络。前面的一条叫任脉,后面的一条叫督脉。内气在体内沿任、督二脉循环一周,叫做小周天。许多养生气功,都把打通小周天当作一种境界,一个阶段追求的目标。一旦小周天打通,气血就能畅行,正气会逐渐充足,身体的强健就有了根基。

打通小周天,就是畅通任督二脉。而要想使任、督二脉畅人体正中线上的经络，前面的一条叫任脉，后面的一条叫督脉。

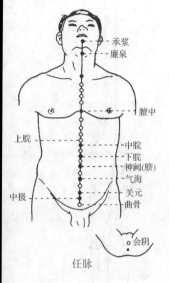

任脉

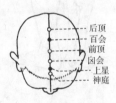

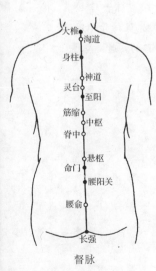

督脉

通，就要关注其循行路线上的几个重点穴位！

会阴穴：在会阴部，属于任脉的一个穴位。此穴位有醒神镇惊、通调二阴的功能，主治阴痒、阴痛、阴部汗湿、小便不利、大便秘结、闭经、产后昏迷、癫狂、阴道炎、睾丸炎、阴囊炎、疝气等。用于保健，可在洗澡时用中指轻轻点揉；患有脱肛、便秘、性功能减退的朋友，经常作一作提肛动作，可以缓解症状。

关元穴：关元穴在下腹部，前正中线上，脐下 3 寸的地方。重灸关元能治疗许多疑难杂病，特别是虚寒证。仰卧时用手按揉关元，有调节消化功能，强身健体的作用。

神阙穴：任脉上重要的穴位，详见下节。

中脘穴：仰卧，中脘穴位于人体上腹部，前正中线上，在胸骨下端和肚脐连接线的中点。中脘对消化系统疾病有显著效果，可以减轻腹胀、腹泻、腹痛、腹鸣、吞酸、呕吐、便秘、黄疸、食欲不振等症状；对于耳鸣、眼花、青春痘、体力不足、神经衰弱有效。恶心、烧心、打饱嗝时，用掌尖或手指按压中脘，可以迅速缓解症状；经常按摩中脘，有防治慢性肝炎、慢性胃炎、慢性结肠炎的作用。

膻中穴：正坐或仰卧，在胸部两乳头之间连线的中点，就是膻中穴。膻中穴主治的病症有胸腹疼痛、心悸、呼吸困难、咳嗽、过胖、过瘦、呃逆、乳腺炎、缺乳症、咳喘病等。它是人体任脉上的主要穴道之一，手指按揉膻中穴，可缓解胸痛、胸闷，并有美容功效。

人中穴：在人中沟的上1/3与中1/3交界处，是一个常用的急救穴位。用中指尖按揉人中，有促进排尿的功能，可防止尿潴留。

百会穴：在头顶，后发际正中直向上 7 寸的位置。按揉百会，有醒脑健脑作用。

风府穴：在头颈部，后发际正中，直上 1 寸的地方，有一凹陷，此处即是风府穴。伤风感冒、头痛项强，点按风府穴，能够舒筋活络，发汗止痛。

大椎穴：在第七颈椎棘突下。低头时颈背连接处向上突起的部位，就是大椎穴。是拔火罐、针灸、冬病夏治贴敷的常用穴位。

命门穴：在第二腰椎棘突下。取穴时采用俯卧的姿势，命门穴位于腰部，在后正中线上，第二腰椎棘突下凹陷处。指压时，有比较强烈的压痛感。本穴主治腰痛、疲劳、精力减退，以及肾脏疾病、小儿夜啼、老年斑、青春痘等。双手向后背，用手背按揉命门，有强身壮腰、延年益寿的功能。

护好神阙穴，把寒邪拒之门外

"别出一格，请生命的源头亮相。"这是我读到的最短最美的微型诗，题名是《露脐装》。

作为医生，总喜欢从健康的角度思考问题：露脐装可是不利于健康的哟！

出生前，胎儿不能自主呼气，不能自己摄取养料，就通过脐带从母亲身上吸取氧气和含有养分的血液；到他呱呱落地时，医生会把与母亲连着的脐带剪开，婴儿身上剪掉带子的伤口结痂脱落后，就会留下痕迹，这就形成了肚脐了。

肚脐能反映一个人脾胃的强弱。一般来说，肚脐深、厚而圆的，脾胃功能强，这样的人能吃能消化，一般比较健壮；肚脐浅、薄甚至鼓突的，脾胃功能弱，体质较差。一位日本医生对肚脐诊病研究得更为深入，其经验是：肚脐圆形，上半部丰厚而朝上，这是男子中最好的一种，表明血压正常，肝、肠和胃等内脏健康；肚脐满月形，看起来结实、丰满，下腹有弹性，这是女子中最好的一种，表明身心健康、卵巢功能良好；肚脐向上延长几乎成三角形的人，多半有胃、胆囊或者胰脏的问题；肚脐形状与向上相反，表明患有胃下垂、便秘等病，也要警惕慢性肠胃病和妇科病；肚脐偏右，提示肠胃不佳，可能有便秘；肚脐浅小，不论男女，身体都比较虚弱，激素分泌可能不正常；肚脐凸出，多见于腹部有大量积水或卵巢囊肿时；肚脐凹陷，见于肥胖或腹部发炎时，如粘连性结核性腹膜炎等。

肚脐这地方，有一个重要的穴位，叫作"神阙"。这里曾经是婴儿与母亲交换物质的通道；出生后，这个缺口容易感受风寒，是最需要保护的地方，因为这是人生的命脉所在。陕西的老百

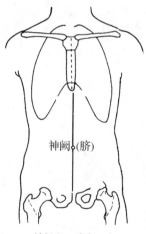

神阙·(脐)

神阙穴：脐窝正中。

神阙容易感受风寒，是最需要保护的地方。

姓,习惯给孩子肚子上带个小肚兜,罩住肚脐,可防止孩子受寒。五零五神功元气袋,就是受到这个小兜肚的启发而发明的。

　　容易晕车晕船的朋友,出行前可以用一片生姜贴住肚脐上,有一定预防作用;秋冬季节,穿棉衣夹袄也要注意护住肚脐,否则再厚的衣服也不能保暖;春夏季节,特别是有风时,穿露脐装,虽然美丽,但很"冻人"。这可是为别人养眼、害自己健康的傻事哟!年轻时或许没有什么感觉,还认为很潇洒、很漂亮,到了三十岁以后,月经出问题了、子宫出问题了,为时已晚!

春夏季节,特别是有风时,穿露脐装,虽然美丽,但很"冻人"。

第八篇

寻病求源，亲自把寒气驱逐出体外

当各种原因导致正气亏虚，抵抗力下降时，寒气就会乘虚入侵。寒气侵入体内之后，有的会在鼻孔、皮毛、黏膜、气管等表浅部位与正气发生战斗，表现为感冒、咳嗽、哮喘、肩周炎、过敏性鼻炎、湿疹、荨麻疹以及各种风湿免疫系统的疾病等；有的能够直中入里，在深在部位与正气搏击，形成胃炎、胃溃疡、结肠炎、冠心病、脑中风等；有的则会悄悄潜藏起来，伺机发作，积久则发生高血脂、糖尿病、高血压、子宫肌瘤和各种肿瘤等。及时将入侵的寒气排出体外，是防病治病的重要措施。以下介绍30种常见因寒而致疾病的排寒疗法。

◯ 感冒

受风了、着凉了,就会发生感冒。这种常见的病症,症状并不完全相同。有时表现为鼻塞、流涕、喷嚏、咳嗽;有时表现为头痛、怕冷,甚至发热;也有的时候,仅仅是感到全身轻微的不适。

感冒最常见的一种类型是风寒。风寒感冒时,不管病人是否发热,都感到特别怕冷。伴有头痛和颈背部的僵滞不适;鼻塞,流清涕;咳嗽,吐白痰。此时可用以下方法排寒祛疾:

中成药:正柴胡饮冲剂,每次 1～2 袋,每日 2～3 次;或者小青龙冲剂,每次 1～2 袋,每日 2～3 次,温开水冲服。

单验方:紫苏叶 30 克、生姜 5 片、红糖适量,水煎 15 分钟服用,每日 1 剂,煎服两次;或者荆芥 12 克、防风 10 克、生姜 3 片、甘草 6 克,水煎 15 分钟服用,每日 1 剂,煎服两次。

食疗药膳:糯米 50 克、葱白 7 根、生姜末 6 克,将糯米烧成粥,起锅前投入葱、姜,闷盖片刻,食粥后盖被静躺,促使汗出;或做面片下锅煮熟,加醋、辣椒、葱花、生姜、食盐调味,成为酸辣面片汤,服后避风保暖,促使微汗出。小时候,家里人感冒,都用这个方法,效果很好。

壶式雾化:荆芥 10 克、防风 10 克、藿香 10 克、银花 10 克、川芎 10 克、柴胡 12 克、薄荷 5 克,一同放在水壶中加水煎,待汤沸壶嘴喷气时,将口鼻以合适的距离对着气雾吸入,每次 15 分钟,每日多次。注意不要离壶口太近,防止烫伤。此法对于感冒引起的鼻塞、浊涕、头痛、咳嗽等,效果迅速。

点穴按摩:双手擦热,手指并拢,紧贴面部,以中指指腹为先导,分别从鼻翼两旁开始,沿鼻柱两侧向上推擦,经目内眦、眉头、前额,然后左右分开经太阳穴、耳前、面颊,返回鼻翼。反复多次,以面部产生热感为佳。

其他方法参照本书相关章节。

咳嗽

呼吸系统的许多疾病都有咳嗽症状,中医将咳嗽分为外感和内伤两大类。外感中,风寒占多数;内伤中,以虚寒或寒湿多见。寒性咳嗽有以下特征,其一是怕冷明显,手足冰凉,甚至呼出来的气都是凉的;其二,咯痰清稀色白,这与热性咳嗽的痰黄黏稠不同;其三,舌头颜色浅淡,舌苔白腻而润,这与热性咳嗽的舌红、苔黄而燥也有明显差别。对于寒性咳嗽可以用以下方法:

中成药:小青龙冲剂,每服 1～2 袋,每日 3 次,温开水冲服。

单验方:白萝卜子 30 克、生姜 10 克,分两次煎服,每日 1 剂;或者法半夏 12 克、枇杷汁 12 克(包)、桔梗 6 克、甘草 6 克,分两次煎服,每日 1 剂。

食疗药膳:生萝卜 150 克、葱白 6 根、生姜 15 克,煮汤喝,每日 2 次;或用麻黄 1.5 克,梨一个,将梨核挖去,填入麻黄,隔水蒸熟,吃梨饮汁,每晚 1 次;或者粳米 50 克,百合 20 克,煮粥食用;或者用鲫鱼 250 克,陈皮末 30 克,红糖 20 克,鱼洗净后,将陈皮、红糖纳入鱼腹中隔水蒸熟,吃鱼喝汤,每日 1 次,连服 3 天。

穴位贴敷:取大蒜数瓣,捣烂成泥,敷于足底前 1/3 中间凹陷处的涌泉穴,外贴伤湿止痛膏,每晚更换,连用 3～5 天;或用白胡椒、桃仁、杏仁、江米各 7 粒,枸杞子 6 克,共研细末,用蛋清调匀,睡前敷足心;或用白矾 30 克,醋调,敷足心。

点穴按摩:按掐两耳耳垂后凹陷处的翳风穴,每日数次,每次 1～3 分钟,止咳有立竿见影的效果;咳嗽不爽、排痰乏力者,可用手指按压天突穴上方,能产生较强烈的咳嗽反应,促使痰液咳出。

简易雾化排痰法:取一大搪瓷杯,内装热开水大半杯,将鼻孔扣在盛器边沿,嘴巴放在沿外,再用大毛巾将头和盛器罩盖起来;用鼻深吸热气,用嘴喷出浊气。每次 20 分钟以上,并保持水温。喉痒咳嗽者还可在热水中加些薄荷或清凉油、半夏露,效果更好。

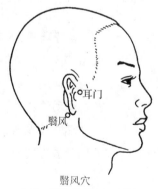

翳风穴
位于:乳突前下方与下颌角之间的凹陷中。

足浴疗法:紫苏 60 克,水煎取汁洗足,每次 1 小时左右。

其他经络穴位疗法参照相关章节。

● 哮喘

中医所说的哮喘，分为哮和喘两种。其中哮证是一种发作性的疾病，发作时，喉中哮鸣有声，呼吸急促而困难，甚至喘息而不能平卧。而喘则是以呼吸困难、甚至张口抬肩，鼻翼煽动，不能平卧为特征。哮和喘的鉴别，主要看其有没有哮鸣音。

寒气是导致哮喘的主要因素之一。临床上，寒性的哮喘表现为：呼吸急促，胸膈满闷，面色晦滞带有青色，或者是苍白无华，痰少色白难咳，或者痰多而稀白，天冷或者受寒时发病，全身怕冷，手脚冰凉，口不干渴，不想喝水，或者想喝热水。可用以下方法排寒祛疾：

中成药：小青龙冲剂，每次1～2包，每日3次，温开水冲服。

单验方：川椒目研粉，每次3克，每日2次，温水冲服。

穴位贴敷：用穴位贴或者中国灸，贴敷天突、肺俞、定喘三个穴位。天突穴位于胸骨上端的凹陷中，肺俞穴在第三胸椎下旁开1.5寸处，定喘穴在第七颈椎下旁开1.5寸处。或用生半夏、生南星、白芥子各30克，共研成粉，取少量加姜汁拌成糊，敷于肺俞穴、涌泉穴，胶布固定，每日1次。也可以用等量白芥子、细辛、甘遂研粉，取适量生姜汁调成糊，敷风门、肺俞、足三里、命门穴。风门在第二胸椎下旁开1.5寸处，足三里穴在外膝眼下四横指宽、距胫骨一横指处，命门穴在第二腰椎下凹陷中。在三伏天，每伏贴敷一次效果更好。

食疗药膳：人参1克、生姜3片、核桃肉2只，睡前细嚼后咽下；或用等量白果仁、甜杏仁、核桃仁、花生仁研成粉，每次15克，加水煮熟后打入鸡蛋一枚，麦芽糖一汤匙食用，每日1次。

运动法：每天坚持慢跑15～30分钟。

缩唇呼吸法：用鼻深吸气后，从收成圆筒状的口唇间缓慢呼气。呼吸动作应以柔和舒适为度，时间多少随意，但初练时宜少。呼吸深度和频率调整到适合自己的习惯及体力，以后渐量增加。本法能提高肺内气体交换效率，改善体质，特别适用于肺气肿患者。

治疗咳嗽的穴位对哮喘也有作用，可以参照相关章节。

● 冠心病

冠心病一般以心慌或胸部闷痛为主要表现,阳虚寒凝是冠心病的常见类型。这种类型的患者,感到心慌不安,胸闷胸痛,受寒后容易发作,面色苍白,手脚冰冷,并且特别怕冷。对这种冠心病的治疗,不能一味强调活血化瘀,而应该从源头上补足阳气。

中成药:心痛明显者,用麝香保心丸,一次 1～2 丸,每日 3 次,口服或舌下含服;或者冠心丹参滴丸,每次 10 粒,每日 3 次,舌下含服;或者速效救心丸,每次 4～6 粒,舌下含化,急救时每次 10～15 粒,舌下含服。心慌心跳者,可服用心可舒,每次 4 片,每日 3 次,温开水冲服;或参松养心颗粒,每次 1 袋,每日 3 次,温开水冲服;或稳心颗粒,每次 1 袋,每日 3 次,温开水冲服;或归脾丸,每服 8 粒,每日 3 次,温开水冲服。疲乏无力者,可以口服生脉饮,每次 2 支,每日 2～3 次;或者桂附理中丸,每次 8 粒,每日 3 次,温开水冲服。

食疗药膳:玉米面适量,生山楂 10 只,红糖适量,煮粥食用;或黑木耳 15 克、红枣 10 克、生芪 30 克(另包)、红糖适量,煮羹食用;或用猪心 1 只剖开,塞入人参 5 克、丹参 10 克、麦冬 6 克,煮食。

点穴按摩:心痛时按掐**膻中**、**内关**两穴,每穴 3～5 分钟。膻中在胸骨上,两乳头连线中点,女子可从第四、第五肋间平齐计算;内关穴在手臂内侧,从腕横纹向上两横指的两筋之间。也可以在背部脊柱旁 1.5 寸、第五胸椎棘突旁寻找压痛点,每次按掐 3～5 分钟。或者按掐至阳穴、膻中穴,每次 3～5 分钟。至阳穴位于人体的背部,在后正中线上,第七胸椎棘突下凹陷中。心慌心跳时,选择内关、太溪两穴,用指端按压穴位,以感觉酸痛为度,每次 3～5 分钟。太溪穴在足内踝骨后缘到跟腱缘之间的中点。

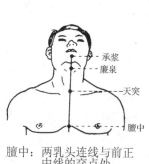

膻中:两乳头连线与前正中线的交点处。

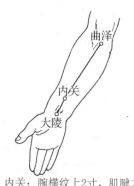

内关:腕横纹上2寸,肌腱之间。

● 高血压

高血压的人,有时没有明显症状,但通常表现为头痛和眩晕。高血压的发生,与先天阳气不足和后天失调有关。人的头部是阳气汇聚的地方,中医称为诸阳之会。一旦肝脾心肾的阳气过于亏虚,就会导致浊阴之邪盘踞高巅,这样一来,清阳不升,浊阴不降,就发生了高血压。治疗高血压,不能单纯针对血压采取打压措施,而应该设法扶助阳气,把浊阴疏散,把障碍扫除,这样才有可能把高血压治愈。

中成药:桂附理中丸,每次 8 粒,每日 3 次,温开水冲服。

单验方:将红衣花生仁浸泡在食醋中,密封 1 周以上,时间越久越好。每天晚上睡前嚼服,每次 3～5 粒,连服 7 天为 1 疗程。本方无副作用,可长期服用。

食疗药膳:罗布麻叶 6 克,五味子 5 克,冰糖适量,开水冲泡代茶饮,常饮可以降压,能够改善高血压症状,并可防治冠心病;或何首乌 60 克,加水煎浓汁,去渣后加粳米 100 克、大枣 3～5 枚、冰糖适量,同煮为粥,早晚食之,有补肝肾,乌发降压的功效。本书介绍的附子炖狗肉、当归生姜羊肉汤等,对于虚寒性高血压,表现为怕冷、手脚冰凉的患者有效。

浴足疗法:茺蔚子、桑枝、桑叶各 20 克煎汤,汤量以能浸没脚面为度,稍凉后两足浸入。每次半小时,每日 2 次,冬季注意保持药汤温度。

穴位敷穴:吴茱萸 10 克,研末,以醋调软,贴敷于脚底涌泉穴,每晚更换 1 次;或用蓖麻仁 50 克、吴茱萸 20 克、附子 20 克,共为细末,加生姜 150 克,共捣如泥,再加冰片 10 克,和匀,调成膏状,每晚贴涌泉穴,7 天为 1 个疗程,连用 3～4 个疗程。

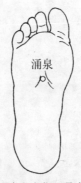

涌泉穴定位:足底
(屈趾)前1/3凹陷处

低血压

成人血压低于 90/60 毫米汞柱,即为低血压,分急性和慢性两种。慢性低血压又分为体质性低血压、直立性低血压和继发性低血压三类。低血压可引起眩晕、乏力等症状,导致工作能力下降;也会发生晕厥、跌倒、骨折等意外事故,引发心情压抑、忧郁等精神症状,诱发短暂性脑缺血、脑梗塞、心肌缺血,以及听力、视力障碍。低血压的根源,在于阳气亏虚。可用以下方法温阳驱寒:

单验方:生晒参粉 25 克、紫河车粉 50 克,混合均匀,每次服 3～5 克,每日 2 次,早晨、中午温水吞服;桂枝 10 克、肉桂 10 克、甘草 10 克、麦冬 10 克、五味子 6 克、红参 5 克,开水冲泡代茶饮用,每日 1 剂。

食疗药膳:天麻 10 克、何首乌 20 克、核桃仁 40 克、黑附片 10 克,鲤鱼头 1 个,上锅蒸熟后,吃鱼喝汤,早、晚各一次服食;或母鸡 1 只,栗子 80 克,熟地 40 克,母鸡洗净切块,与栗子、熟地一起加水,调味煮熟,食肉饮汤,每天一次;或鲜猪肝 150 克、肉苁蓉 25 克、远志 10 克,加水煮熟,调味后吃肝喝汤;或狗肉 1 公斤、制附子 10 克、肉桂 10 克、干姜 10 克,药另包,与狗肉一起炖煮熟烂,加酒、胡椒等调料,分 3～5 日吃完;或白酒 500 克,内浸白参 50 克、鹿茸 5 克,七天后即可饮用,每次服 25 毫升,每日 1～2 次。

灸法:取百会、合谷、关元三个穴位,点燃艾条,分别对准穴位,距离以保持皮肤温热不烫为度,每穴灸 15 分钟。百会穴在两耳尖连线的头顶正中点上;合谷穴在食指和拇指并紧时、手背部虎口处肌肉的最高突点上;关元穴在肚脐下四个横指的位置。

运动疗法:每天慢跑 1～2 次,每次 20～30 分钟,对低血压有一定的防治作用。

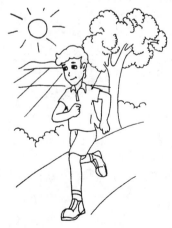

● 眩晕

眩晕是一种症状,眩是指眼花,晕是指头晕,两者可以同时出现。头晕发生时,轻的闭上眼睛可以缓解,重的则像坐在车上、船上,旋转不定,不能平稳站立。有时候还伴有恶心、呕吐、出冷汗,甚至还会昏倒。阳虚而受寒气是眩晕的重要原因。对于畏寒怕冷、手脚冰凉的患者,可用以下方法驱寒温阳:

中成药:济生肾气丸,每次9克,每日3次,温开水冲服;或补中益气丸,每次8粒,每日3次,温开水冲服。

单验方:仙鹤草60克,红糖适量,水煎代茶,每日一次,用于头目昏眩、疲乏无力,不耐劳作者;或党参15克,山茱萸、车前草、法半夏各6克,大枣、茯苓、白术各9克,夏枯草15克,水煎服,每日1剂,适应于内耳眩晕、呕吐明显者;或生白果5个,捣碎,温开水冲服,每天1次。

食疗药膳:老母鸡1只、天麻50克、泽泻15克、茯苓15克,药另包塞入鸡肚内,加调料煮熟,去药,吃鸡喝汤;或葵花籽仁20克研碎,睡前白糖水冲服;玉米30克、鹅蛋一个,一起炖熟,早晨空腹食用;或猪肝、猪肺各200克,陈皮20克,一起炖煮熟烂,调味后食用。

灸法:眩晕发作时平躺在床上,在肚脐上放置姜片,家人点燃艾炷,对住肚脐部位施行灸治,热烫难以忍受时移开一些,然后再靠近灸治,前后15分钟左右。此法对梅尼尔症和低血压引起的眩晕都有效果。

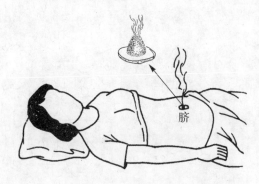

脐

● 高血脂和肥胖

　　高血脂患者,肥胖的居多,通常会感到少气乏力,也可能完全没有症状。两者发生的原因,都与阳气亏虚,经络不通,体内废物和垃圾不能及时排除,淤积在体内有关。

　　中成药:防风通圣散,每次服 6 克,每日 2 次;血脂康胶囊,每日 2 粒,晚饭后服用。

　　食疗药膳:赤小豆、生山楂各 10 克,大枣 5 枚,用水煎服,每日 2 次;或粳米100 克、鲜荷叶 1 张、菊花 5 克、竹叶 5 克,共同煮粥食用;或海带、绿豆各 100 克,煮汤食之;或粳米 60 克、莱菔子 15 克,煮粥食用;或鲫鱼 1 条、赤小豆 30 克、大蒜头1 只,加调料烹制后食用。

　　点穴按摩:仰卧,用单掌或叠掌置脐上,按顺时针方向,由小到大、由大到小稍用力环形按摩 5 分钟,再按逆时针方向如法按摩 5 分钟;或双手掌自胁下向腹部推擦,以热为度;或以手指点按听宫、听会,每穴 5 分钟。听宫穴在耳屏切迹正中前方凹陷处,听会穴在耳屏切迹前下方凹陷处。

　　运动疗法:坚持体育锻炼,积极参加健美活动。每日坚持步行 30 分钟左右,或经常爬楼梯,对于肥胖和高血脂都有效果。

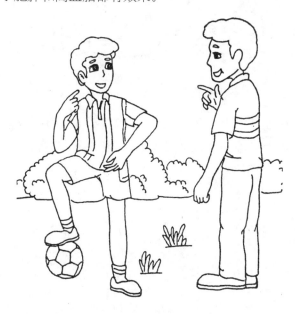

糖尿病

胰岛素抵抗是糖尿病发生的中心病理环节。糖尿病与饮食不节、感受寒湿、运动不足、情志不调等因素有关。阳气亏虚,不能化生津液是形成糖尿病的重要机理。阳气亏虚的糖尿病患者,多表现为面色发白,形体较胖,口淡不渴,舌苔白腻,怕冷,而又少气无力。

食疗药膳:南瓜煮熟代主食,每日 500 克以上;或黄精 10 克,生薏苡仁 10 克,鲜淮山药 50 克,共煮成粥,代主食。不管什么病症,只要有特别怕冷、手脚冰凉、疲乏无力的症状,就应该考虑阳气不足。而改变这种虚冷的状态,就能达到治疗原发病的目的。中药里面的附子、干姜、炮姜、桂枝、肉桂、鹿茸、仙灵脾、巴戟天、当归、党参、菟丝子,食物里面的狗肉、羊肉、生姜、辣椒、胡椒等等,都可以在医生的指导下,选配作药膳食用。

灸法:重灸关元穴。点燃艾条,对准肚脐下四个横指关元穴所在的位置,施行灸法。距离以保持皮肤温热不烫为度,每次 30 分钟左右。

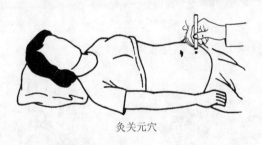

灸关元穴

运动疗法:阳虚的糖尿病患者,更要注意体育锻炼,选择适合自己的运动,如跑步、爬山、打球、室内健身等,以求动而生阳。还可以采取药浴、足疗的方法,改善血液循环状态。每天打太极拳 1~2 次,每次 1~3 遍,长期坚持,可以改善体质,有助于血糖和糖尿病并发症的控制。

自汗、盗汗

自汗是指不受外界环境的影响,白天时时汗出,稍一活动出汗更甚;盗汗则是指睡眠中出汗,醒来自止,发现身上潮乎乎的,甚至浸透被褥。中医有自汗属阳虚、盗汗属阴虚的说法。但实际上,不管自汗盗汗,只要是汗出而凉,平时怕冷,手脚不热的,都属于阳虚有寒,需要扶阳祛寒。

中成药:补中益气丸,每次 8 粒,每日 3 次,温开水冲服;或玉屏风胶囊,一次 2 粒,一日 3 次,口服,多用于自汗;或虚汗停颗粒,成人一次 10 克,一日 3 次;四周岁以下儿童,一次 5 克,一日 2 次;四周岁以上儿童,一次 5 克,一日 3 次,温开水冲服;或龙牡壮骨冲剂,每次 1 包,每日 3 次,温开水冲服。

单验方:黄芪 30 克、白术 15 克、防风 10 克、五味子 10 克,水煎服,每日 2 次,多用于自汗;或浮小麦 30 克,炒熟,水煎服,每日 2 次,多用于盗汗;桂枝 15 克,生白芍 15 克,炙甘草 12 克,生姜 10 片,红枣 12 枚,龙骨 20 克,牡蛎 20 克,水煎 15 分钟,口服,日两次,用于自汗、盗汗,怕风怕冷者。

食疗药膳:羊肉 50 克、生姜 10 克、大枣 7 枚,羊肉洗净切块,加入姜枣煨汤熟后吃肉喝汤,每日 1 剂,用于自汗;或瘦猪肉 50 克、浮小麦 30 克、黑豆 30 克,瘦猪肉洗净切块,加入浮小麦与黑豆煮熟,吃肉和豆,喝汤,每日 1 剂,用于自汗;或粳米 50 克、白木耳 5 克、百合 15 克、冰糖 10 克,共同煮粥吃,每日 1 次,用于盗汗。

点穴按摩:每日早晚用拇指用力按压足三里穴 5~10 分钟,用于自汗。

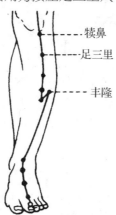

犊鼻

足三里

丰隆

穴位贴敷:取等量五倍子、煅龙骨粉,用冷开水调成糊状,敷脐部,外用纱布固定,每日 1 次,用于盗汗。

头痛

头痛是临床上常见的症状,可以单独出现,也可以出现于多种急慢性疾病之中。头痛的原因极为复杂,有许多还找不到原因。因而有"患者头痛,医生也头痛"的说法。阳虚和受寒,是头痛的两大主因,都需要用排寒的方法治疗。

中成药:川芎茶调丸,每服 6 克,每日 3 次,温开水冲服;或川芎茶调散,每次 1～2 包,每日 3 次,温开水冲服;或天舒胶囊,每次 4 粒,每日 3 次,饭后温开水送服;或太极通天口服液,每次 10～20 毫升,每天 3 次,口服。

单验方:麻黄 6 克,附子 10 克,细辛 3 克,水煎 15 分钟,口服,每日一剂;或炙全蝎、钩藤、紫河车各 8 克,研成粉,每次 1 克,每日 3 次,温水吞服。

食疗药膳:小母鸡 1 只、天麻 20 克,加大料共煮,吃鸡肉喝汤,每周 1～2 次。

穴位贴敷:蓖麻子仁 30 克、乳香 5 克、盐 5 克,共捣成泥,取适量贴敷两侧太阳穴,外用创可贴固定。太阳穴位于外眉尖与外眼角连线中间朝后一寸凹陷中。

点穴按摩:取风池、合谷、太阳、印堂四穴,用指端各揉按 3～5 分钟,每日 1～2 次,有即时的止痛效果。风池位于后颈项肌肉两侧向上推之头骨下两凹窝中,合谷位于手背、拇食两指并合肌肉的最高点,印堂位于两眉头的中间点。

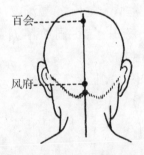

风府穴位于:后正中线上,入发际1寸。

药末塞鼻法:白芷 30 克、川芎 15 克、细辛 10 克、升麻 10 克、薄荷 6 克、冰片 3 克,共研成细粉,用药棉蘸少许塞入鼻腔。右头痛塞右鼻,左头痛塞左鼻。止痛效果良好。

热水浸手法:将手浸于 45～50℃左右的热水中,水面高于手腕以上,每次半小时,每日 2～4 次,可以缓解疼痛。

◯ 失眠

失眠也可以由阳虚引起。阳虚失眠的特征是：疲乏无力，心慌心跳，怕冷明显，手脚冰凉，入睡困难，睡眠不实，常有噩梦，或梦多不清。对于久治不愈的失眠患者，也可以从阳虚试治。

单验方：酸枣仁、紫丹参等量，研成细粉，每次 6 克，每日 2 次，下午和晚上各服一次，温水吞服；或者鲜花生叶 30 克，分两次水煎服；或桂枝 15 克，炙甘草 15 克，龙骨 20 克，牡蛎 20 克，水煎 15 分钟，睡前服用。

食疗药膳：猪心 1 只、大枣 10 枚，加调料煮食；或者红枣 10 枚、淮小麦 60 克、炙甘草 10 克，水煎服，每日 1 剂；或者红枣 6 枚、桂圆 10 枚、黑木耳 2 个，睡前水煎服；或桑椹子 30 克，临睡前煎汤服用；或法半夏 25 克，黄小米 100 克，做粥食用，每日 1 次；或小米 100 克，炒酸枣仁末 15 克，蜂蜜 30 克，小米煮粥，待熟时，加入枣仁末，搅匀，食用时加蜂蜜，日服 2 次。

点穴按摩：取涌泉、太溪、失眠三穴，用指端按掐穴位各 3～5 分钟。配合温水洗脚后按揉效果更好。失眠穴位于内踝骨与外踝骨连线，在脚底的中点。

梳头法：睡前用硬度适中、梳齿不尖的木梳，从前额经头顶向后枕梳行，先中央渐至两侧，反复梳理 15 分钟左右。

浴足疗法：红花 20 克，艾叶 50 克，桂枝 30 克，煎成汤，睡前浸足 20 分钟。

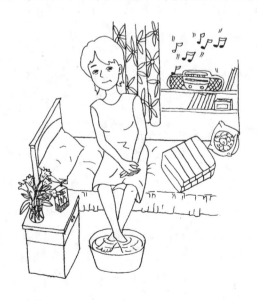

抑郁症

忧郁症也被称为"心的感冒",随着生活压力的增大,它的发病率越来越高,已经成为最流行的精神疾病。患有忧郁症的朋友,会经常感到悲伤和空虚,对各种活动都提不起兴趣,自我感觉活着没有价值,甚至有罪恶感,伴有食欲不振、体重减轻、睡眠不佳、容易疲劳等症,学习和工作无法集中注意力,甚至有死亡或自杀的念头。中医认为,发生忧郁症的原因主要是阳虚和肝郁,用温阳疏肝的方法治疗有一定效果。

中成药:逍遥丸和桂附理中丸联合服用,每次各 8 粒,每日 3 次;或越鞠丸,每次 8 粒,每日 3 次。

单验方:制五加片,每次 2～4 片,每日 3 次;或玫瑰花干品 5 朵,开水冲泡,当茶饮,每日 1 次;或合欢花 10 克,开水冲饮,每日 1 次。

日光疗法:经常进行日光浴,在阳光普照的地方活动、休憩,能有效缓解消极情绪。近来,台湾研制出日光 LED 灯泡,依靠灯光的变化,人们在家里就能感受到清晨、正午、傍晚的太阳光照,可用于治疗忧郁症。

呼叫疗法:找一个最信得过的人作助手,然后平躺在床上,让他握住自己的手,根据内心的情感,把想说的话毫不忌讳地喊叫出来,直至感到畅快为止;或者在朋友陪伴下,到海边、山顶、旷野、郊外,放声呼叫或大声唱歌,与扩胸运动结合,能有效释放郁愤情结。

食疗药膳:驴肉 100 克,加佐料,炖汤,吃肉喝汤,有消除烦忧的作用。

音乐疗法:根据自己的喜好,选择古典音乐、民族音乐或流行音乐中轻快欢畅、振奋人心的曲目,经常欣赏这些音乐,或随着音乐哼唱,有利于缓解紧张,调节心情。

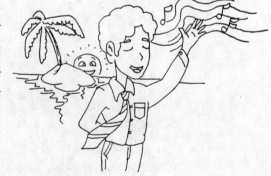

⬤ 胃炎、胃溃疡

胃炎和胃溃疡,都可能出现胃脘部凉痛不适、手脚冰冷的症状,或伴有消化不良,食欲不振,属于脾胃虚寒证,需要温阳祛寒。

中成药:黄芪建中丸大蜜丸,每次 1 粒,每日 2 次,温开水化服;或桂附理中丸,每次 8 粒,每日 3 次,温开水冲服;或温胃舒胶囊,每次 2 粒,每日 3 次,温开水冲服;或圣阳安中片,一次 4~6 片,儿童一次 2~3 片,每日 3 次;伴有呕血便血时,可用云南白药,每服 0.3 克,每日 3 次,冲服。

单验方:胃痛,吐酸,可用小茴香、干姜各 3 钱,薄荷 2 钱,甘草 3 钱,共为细末,加小苏打 150 克混匀,疼痛时服 5 克,预防时,饭前服 2.5 克。胃寒疼痛者,用黑鱼胆大者 1 个,或小者 3 个,白胡椒、肉桂各 10 克,共同捣烂为丸,如梧桐子大,每服 7 粒;或荜澄茄末,水泛为丸,每日 5 克,分 3 次,温开水送服;或老生姜、红糖各 250克,生姜捣汁去渣,隔水蒸一二十沸,再将红糖溶入收膏,一次 20 毫升,每日 2 次,温开水冲服;或胡椒 7 粒、全蝎 1 个,去头足及尾尖,共研细末,分两次用温开水送服;或木瓜 5 克,吴茱萸 2.5 克,盐 5 克,共同研末,温开水送下。

食疗药膳:猪肚 1 只、苏梗 10 克、生姜 4 片、花椒 1.5 克、陈皮 10 克,共煮至猪肚熟烂,可喝汤食肚。

穴位贴敷:用穴位贴或中国灸,贴中脘、足三里、胃俞、脾俞四穴,隔日调换。中脘位于从胸骨干端的剑突到脐连线的中点。两侧肋弓下缘连线正好通过第二腰椎,向上两个椎突即 2 个"算盘珠"是第 12 胸椎突,脾俞在第 11、12 椎突之间横开1.5 寸处,胃俞在脾俞下 1 寸处。

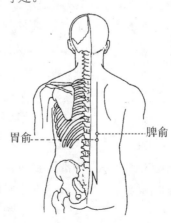

胃俞　　　　　　　脾俞

胃下垂

胃下垂，是指站立时胃的下缘达盆腔，胃小弯弧线最低点降到髂嵴连线以下。胃下垂常发生于体形瘦长的人。中医认为本病多属于脾胃阳气不足，升举无力。

中成药：补中益气丸合桂附理中丸，每次各 8 粒，每日 3 次，温开水送服。

单验方：肉桂 10 克、五倍子 20 克、炒何首乌 30 克，共研细粉，每次 6 克，每日 1～2 次，温开水冲服。

食疗药膳：猪肚 1 只，黄芪 30 克、龙眼肉 30 克，砂仁 10 克，加调料煮熟后，分次食用；或鲫鱼 500 克、黄芪 50 克、枳壳 30 克，加调料蒸制食用；或取羊脊骨 1 具，捣碎，与清水 2 500 毫升文火煎煮约 60 分钟，去骨，入粳米 200 克，共煨粥，酌加葱白煮熟取食，每晨空腹服用；或取兔肉 100 克，洗净，切块，入碗内，酌加食盐、黄酒、姜末，再加入山药粉 30 克，隔水炖熟即成，可经常食用；或取核桃仁 100 克，蚕蛹 50 克，共置碗内，隔水炖熟服用。

灸法：用代灸膏贴百会、足三里和中脘穴，隔天调换。中脘在剑突于脐连线的中点处。

揉腹法：每日早晚醒后和睡前，揉摩腹部两次，逆顺时针各 100 次。

提肛法：作缩肛、提肛动作，每遍 30～50 次，每日 2～3 遍。

运动疗法：适当锻炼有助于矫治胃下垂，太极拳、体操、散步等都是简单易行的锻炼方法。每天进行仰卧起坐，每日 3 次，每次 2 分钟，也有较明显的效果。

腹肌锻炼法：采取有针对性的腹肌练习，更能增强腹部肌肉的力量，增强胃和韧带的张力，可以从根本上起到治疗作用，以下是腹肌练习的具体方法。抬腿练习：仰卧，双腿并拢伸直，抬高约 45°，维持 10 秒钟，还原，重复进行，10 次 1 组；摆腿练习：仰卧，双腿并拢伸直并抬高约 45°，先向左侧摆动，还原后再向右侧摆动，重复 10 次为 1 组；仰卧起坐练习：仰卧位，两臂伸展过头或双手抱头，用力收腹，前屈身体尽量靠近大腿，10 次 1 组；侧卧弯腰练习：侧卧位，双下肢伸直，两手于头部两侧交叉抱头，努力使头和胸部抬离床面，还原后重复 5～6 次，然后换成另一方向侧卧位练习；腹式呼吸练习：仰卧位，双手交叉置于腹部，体会呼吸时腹部的起伏运动，也可在腹部隆起时双手施加阻力，或在腹部放置沙袋，进行抵抗阻力的练习，增加训练效果。胃下垂的朋友应避免剧烈活动，尤其是跳跃运动，也不要长时间站立，以防加重病情。

呃逆

呃逆俗称打嗝,医学上称为膈肌痉挛,是由于膈肌和肋间肌突然收缩所引起的。呃逆一般不是什么大毛病,有时通过喝热水、闭气、转移注意力就能缓解,但顽固性的呃逆则可由溃疡、脑瘤、癫痫等多种疾病引起,也有查不到病因的。顽固性呃逆发作频繁,甚至昼夜不息,令人痛苦不堪。阳虚受寒也是顽固性呃逆的原因之一,在打嗝的同时,伴有胃凉、怕冷等症状。此时,可用温阳驱寒的方法治疗。

中成药:良附丸,每服 6～9 克,每日 2～3 次,温开水送服;或桂附理中丸,每次 8 粒,每日 3 次,温开水送服。

单验方:公丁香 10～15 粒,放在口中细嚼,嚼时有大量的唾液分泌,不要吐出,慢慢咽下,待药味尽后,咽下药渣,治疗呃逆效果很好;没有公丁香,也可以用砂仁 3 克,或五味子 5 粒,或生姜 1 块代替。也可以用柿子蒂 20 克,煎汤服,每日 1 次;或者陈皮 15 克、枳壳 10 克,煎汤服;或用炒韭菜籽 30 克,加水 300 毫升,文火煎至 100 毫升,每天 1 剂;或将韭菜籽炒黄研末,日服 3 次,每次 9 克,温开水送服,可治顽固性呃逆。

食疗药膳:鲜姜汁 30 克,蜂蜜适量,调匀服用;核桃仁 15 克制碎,冲入生姜汤,每日 1 次,连服数日。

点穴按摩:选择天突穴,用食指或中指指尖向下掐压,有降痰、利气、宽胸、止呃的作用。天突穴位于颈部正中线的胸骨上窝。或用两手拇指端,压按头部两侧的太阳穴,同时两手食指在眉骨上顺两边稍用力刮 3 下,即可止嗝。

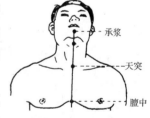

承浆

天突

膻中

天突穴定位:胸骨上窝正中

穴位贴敷:柿蒂 3 只、丁香 3 克,共制成粉,再用食醋拌成糊,敷于肚脐,外盖薄塑膜片,并用胶布固定。每日用热水袋加温 1 次,约半小时。每晚调换。

取嚏法:将少量胡椒粉,放在鼻子前闻,打个喷嚏,即可制止呃逆;也可以用羽毛或纸片刺激鼻腔黏膜,引出喷嚏即可。

艾薰法:取艾条一支,点燃后放在床头边 3～5 分钟,呃逆可止;继续燃 10 分钟左右,可治顽固性呃逆。

慢性腹泻

有些朋友长年累月大便不成形,每日大便次数在 3 次以上,有的还伴有不同程度的腹部疼痛或不适,这就是慢性腹泻。它是消化系统疾病的常见症状,以粪便稀薄、次数增加、病程超过 2 个月为诊断要点。具体原因,则有胃源性、肠源性腹泻、内分泌失常性和功能性腹泻之分。中医认为,脾胃虚寒是慢性腹泻的主因。

中成药:补脾益肠丸,每次 6 克,每日 3 次,温开水送服;或桂附理中丸,每次 8 粒,每日 3 次,温开水冲服。

食疗药膳:等量饭锅巴、炒莲子肉研成粉,拌入适量白糖,每次食 50 克左右,每日 3 次;或小麦面粉 50 克,炒焦,加适量白糖,用开水调匀,饭前服,一日 2 次,2~3 天有效。

点穴按摩:用手掌鱼际从腹部外围左下方开始,按逆时针方向慢慢推揉至右下腹,约 5 分钟,再在脐周、脐下揉摩 6 分钟,以产生热感为佳,每日数次。或重力按揉天枢、足三里等穴位,每穴 5 分钟左右。天枢穴位于中腹部,肚脐向左右各三指宽处。

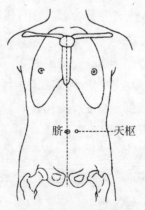

天枢穴定位:脐旁开2寸

穴位贴敷:独头蒜 1 枚,生姜 3 片,捣烂敷于脐上,胶布固定,每晚调换;或等量补骨脂、吴茱萸、肉豆蔻、附子、五灵脂、五味子、白芍、炒蒲黄、罂粟壳,研粉装肚兜内,护住腹部,每两周更换。

转腰腹法:双手叉腰,两脚分开同肩宽,两膝微屈,臂部作前左右的逆时针转动,每日多次。

⚪ 便秘

便秘有多种类型，其中阳虚便秘是最容易被忽略的。这种类型的患者，大便艰涩，排出困难，同时伴有小便清长、怕冷喜暖、腹中冷痛等症。不可用泻热通便的方药治疗，而应该温补脾肾，散寒通便。

中成药：参苓白术散合桂附理中丸同用，每次 1 袋参苓白术散，8 粒桂附理中丸，温开水冲服，每日 3 次；或苁蓉通便口服液，每次 20 毫升，每日 1～3 次。

单验方：当归 20 克、肉苁蓉 20 克，开水泡服，代茶饮，每日 1 次。

食疗药膳：核桃肉 30 克，每晚临睡前服用；煮熟的南瓜一碗，加入猪油 15 克，盐适量，每日 1 次。一般一次即可见效。

点穴按摩：每日大便前，用大拇指压迫内庭穴，每压 2～3 分钟，内庭在第 2、3 趾缝端；或以掌根按顺时针方向按摩腹部，早晚各 5～10 分钟；或按摩腰肾区，每日数次。

⚪ 痢疾

痢疾以发热、腹痛、里急后重、大便脓血为主要症状，多属于湿热疫毒，但也有久痢不愈，表现为虚寒的。痢下白色脂液黏膜，腹部怕冷喜暖，手脚不稳。此时需要扶阳。

单验方：干姜 10 克、白术 15 克、淮山药 30 克，水煎服，每日 2 次。

食疗药膳：活鲫鱼 500 克、大蒜 2 只，将鱼洗净，大蒜去皮，一起煮汤，加调料食之，每日 1 次；或粳米 50 克、生姜 20 克、薏苡仁 30 克，共煮粥食之，每日 1～2 次。

穴位贴敷：吴茱萸适量，研末用醋调成糊状，敷脐部及两足心涌泉穴，外用纱布固定，每日换 1 次。

肝炎

肝炎患者,如果表现为疲乏无力、怕冷喜暖、手脚冰凉、不喜饮水,即应考虑阳虚有寒的可能,而不应该一见肝炎,就清热解毒,活血化瘀。肝炎属于虚寒者,临床并不少见,可用下述方法进行调治:

中成药:乌鸡白凤丸口服,每次 6 克,一日 2 次,温开水送服,7 天为一疗程,可连用 4 个疗程,用于慢性迁延性肝炎经久不愈的虚寒证患者。或桂附理中丸,每次8 粒,每日 3 次,温开水冲服。

单验方:丹参 30 克、茵陈 30 克,分两次煎服。用于面色晦暗、肝区刺痛、肝炎经久不愈者。

食疗药膳:猪肝 100 克、红枣 10 枚、田基黄 60 克,一起煮至猪肝熟烂,去药后食肝喝汤;或薏苡仁 50 克、绿豆 15 克,加水煮粥吃;或猪肝 150 克、黄瓜根 12 克,加调料蒸制成菜食用。

肝硬化

许多肝病都可能发展成肝硬化,肝硬化的治疗也要以不损伤阳气为原则。

中成药:鳖甲煎丸,每次 6 克,每日 2 次;逍遥丸,每次 6 克,每日 3 次。温开水送服。

食疗药膳:鲫鱼 2 条,砂仁 6 克(研末),先将鱼洗净,再将砂仁用纱布装包好,置于鱼腹内煮熟,食鱼,每日 1 次;或鲤鱼 1 条,赤小豆 500 克,鲤鱼洗净后与赤小豆同煮,加少量盐食之,每日 1 剂;或黑鱼 1 条,独头蒜 3 只,鱼洗净切块后与独头蒜炖汤,少盐或无盐食之;或苹果 1~2.5 千克,煮鸡蛋 4 个,每天进食。

穴位贴敷:甘遂适量,连头葱白 5 根,捣泥后敷脐部,外用纱布固定,每日次,可治肝硬化腹部肿胀。

阳痿、早泄和性欲冷淡

这三种病症相互关联，大多属于肾阳亏虚，需要温肾扶阳。

中成药：归脾丸，每次 8 粒，每日 3 次，温开水送服；或金锁固精丸，每次 15 克，每日 3 次，温开水送服；或乌鸡白凤丸，每次 6 克，每日 2 次，温开水送服；或桂附理中丸，每次 8 粒，每日 3 次，温开水送服。

单验方：胎盘粉 200 克、阳起石 100 克，共研细末，早晚各服 6 克；或者蜈蚣 20 克、当归 60 克、白芍 60 克、甘草 60 克，共焙干研末，搅匀，早晚各用黄酒送服 5 克；或用仙灵脾 15 克、仙茅 12 克、石楠叶 15 克，每日 1 剂，水煎，分 2 次服；或胎盘 1 只，生晒参 25 克，共研成粉，每次吞 5 克，每日 2 次。

食疗药膳：鹿角胶适量，加黄酒浸软，蒸烊服用，每次 15～30 克，每日 2 次；或海马 10 克，浸在白酒 500 毫升内，7 天后服用，每次 15～30 毫升，每日 1～2 次；或麻雀肉适量，加调料烹制食用，每次 5 只。

灸法：隔姜灸气海、关元两穴。切生姜一大片，置穴位上，再在姜片上放一柱艾绒，点燃艾炷尖，让其慢慢燃烧，待烧到底部，觉皮肤有烫感时，略微抬起姜片，再放再抬直至烧完。气海在脐下 1.5 寸处，关元在脐下 3 寸处。

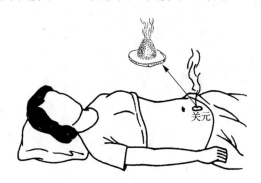

关元

穴位贴敷：肉桂 5 克、茴香 5 克、炮姜 3 克，共研粉，加食盐和鸡血调成糊状，敷于脐部，隔日 1 换。

药兜肚法：将附子 10 克、补骨脂 15 克、仙灵脾 12 克、仙茅 10 克、川椒 6 克、柴胡 10 克、肉桂 10 克、丁香 6 克，共研成粉，取一半装肚兜内挂贴于小腹部，1 周后调换。

遗精

遗精若伴有腰膝酸软、畏寒怕冷、手脚冰凉、阳痿不坚,则多属于肾阳亏虚。

中成药:金锁固精丸,每次 15 克,每日 3 次,温开水送服。

单验方:韭菜子 30 克,分 2 次煎服;或刺猬皮烘干,研成粉,每次 6 克,每日 3 次,温开水冲服。

食疗药膳:芡实 100 克、鸭子 1 只,加调料煮食;或核桃肉 50 克、熟鸡蛋 5 只,同煮食用。

提肛锻炼:每晚睡前做提肛动作 30～50 次,白天重复一遍,对遗精有效。

前列腺炎和前列腺增生

前列腺炎和前列腺增生虽不相同,却有关联,是中老年男士最常见的病症,临床以出现排尿困难、小便潴留、夜尿增多为主要症状。慢性者多属于肾阳亏虚。

中成药:桂枝茯苓丸蜜丸,每次 6 g,每日 2～3 次,温开水送服;或乌鸡白凤丸,每次 6 克,每日 2 次,温开水送服;或桂附理中丸,每次 8 粒,每日 3 次,温开水送服。

食疗药膳:生南瓜子 30 克,去壳服之,每日 1 次。

点穴按摩:以拇指按揉阴陵泉、三阴交各 3 分钟,每天 2～3 次。阴陵泉在胫骨内侧髁下缘凹陷处;三阴交在内踝直上 3 寸,胫骨内侧面后缘。

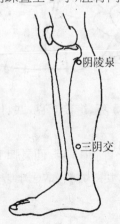

疝气

人体的组织或器官的一部分，如果离开了原来的部位，通过体内的间隙、缺损或薄弱之处，进入另一部位，就形成了疝气。种类有脐疝、腹股沟直疝、斜疝、切口疝、手术复发疝、股疝等。疝气的形成与体质关系密切。儿童发育不健全，老年人体质虚弱，中气不足，寒湿浊气滞留，影响气血运行，就会形成疝气。疝气的表现，除了局部可以看到或摸到肿块之外，还有疼痛、便秘、食欲不振、行动不便、抵抗力下降等。

单验方：小茴香 10 克、荔枝核 10 克、桔核 6 克、吴茱萸 6 克、木香 3 克，用水煎服，每日 1 剂；或乌药、升麻各 10 克，用水煎服，每日 1 剂；或补骨脂 50 克，盐炒研末，加入黑芝麻 25 克，每次服 9 克，每日 2 次。

食疗药膳：全蝎一个研末，装入鸡蛋孔内，煮熟食之，每日 1 次。

穴位贴敷：肉桂 10 克，研末醋调，纱布包后敷脐部。

贫血

贫血是指全身循环血液中的红细胞总量，至正常值以下的状态。临床上一般以外周血中的血红蛋白浓度来测量贫血与否。一般而言，成年男子的血红蛋白低于 125 g/L，成年女子的血红蛋白低于 110 g/L，就可以认为是贫血。造成贫血的原因很多，例如缺铁、出血、溶血、造血功能障碍等等。

中成药：归脾丸，每次 9 克，每日 2～3 次；或养血饮，每次1～2 支，每日 3 次；或乌鸡白凤丸，每次 6 克，每日 2 次。

单验方：黄芪 30 克、当归身 10 克，水煎分两次服，每日 1 剂；或桑椹子 30 克，红糖适量，水煎服。

食疗药膳：本书曾用大量篇幅介绍了补血的食物和药膳，可以依病情选用。

其他：如避免过度劳累，保证充足睡眠，也很重要。

慢性腰腿痛

门诊上,有许多患者因腰腿痛多年来就诊,这是一种常见的症状。引发慢性腰腿痛的疾病很多,常见的有腰腿部软组织损伤、腰椎骨质增生症、腰骶膝部的先天性畸形、腰椎结核、强直性脊椎炎,以及肿瘤等等。中医认为,与肾虚寒凝、气血瘀滞有关。针灸、推拿是最好的治疗方法。除此之外,可以选用以下方法自疗:

中成药:小活络丸,每次 6 克,每日 3 次,温开水送服;或益肾蠲痹丸,每次 6 克,每日 3 次,温开水送服,须注意遵医嘱服用。

单验方:虎杖、老鹳草、牛膝各 5 克,每日 1 剂,水煎服 2 次;或麻黄 10 克,熟附片 15 克,细辛 3 克,每日 1 剂,水煎服 2 次。

食疗药膳:粳米 60 克、羊肉 200 克、生姜 10 克,煮粥食用。

穴位贴敷:选用中国灸、骨刺贴、穴位贴、静电治疗贴等,贴敷腰部,2 天一换,有很好效果。

倒走疗法:在安全、平坦的马路上,或宽敞的院子里,倒退着走,步子大小和快慢可根据个人习惯而定,倒走时注意膝盖不要弯曲,甩开双臂并进行深呼吸,每次走 20~40 分钟,每天一次,坚持两个月,病情就会减轻。施行此法一定要注意安全,谨防被撞和跌倒。

关节炎

关节炎是包括风湿、类风湿等多种疾病在内的一种临床表现,总以关节肿胀、疼痛为特征,属于中医痹症的范围,寒痹是它的主要证型。治疗寒痹,需用温阳祛寒的方法。

中成药:阳和丸,每次 6 克,每日 3 次,温开水送服;或风湿寒痛片,每次 6~8 片,每日 2~3 次,温开水送服;或益肾蠲痹丸,每次 6 g,每日 3 次,食后服用。

单验方:熟附片 12 g,补骨脂、狗脊、路路通各 15 g,桑寄生 20 g,水煎服,每日 1 剂,分 2 次服用;或炒杜仲、炒橘核等份,共研细末,每服 6 g,与酒同服,每日 2~3 次。

食疗药膳:猪蹄 1 只,毛冬青根 90 克,先将猪蹄洗净,与冬青根共煮 3~4 小时,弃药渣,吃猪蹄喝汤,分 3 次服完,每日 1 剂。

贴敷疗法:选用麝香壮骨膏、南星止痛膏、风湿止痛膏等,贴敷患处,2~3 天一换,有较好效果。

手足皲裂

每年秋冬季节，都有一些朋友因手足皲裂前来求治。他们的手、足部皮肤干燥并出现线状裂隙。症状多见于手掌、指屈面、足跟、足外侧及足底等经常受摩擦和牵引的地方，皮肤病损为深浅、长短不一的裂口，甚至有出血，常有疼痛。引起手足皲裂的原因很多，血虚寒郁，局部失去滋养是其主要机理，应当补血驱寒润燥。

中成药：当归丸，每次 10 粒，每日 3 次，温开水送服。

食疗药膳：肥羊肉 500 克、当归身 30 克、生姜 15 克，加调料烹制食用；或用猪皮，煨煮成厚膏状，加适量红糖，每次 50 克，每日 2 次服用；或桂圆、芝麻各 30 克（炒熟研细），阿胶 250 克，先将阿胶用黄酒浸软并蒸烊，加入桂圆、芝麻、冰糖，直至糖化完停火，每次 20 克，每日 2 次，温开水冲服。平时应多吃菠菜、胡萝卜、红薯等蔬菜，以及水果、动物肝脏等食品，其所含的维生素 A，具有保护皮肤和防止皮肤皲裂的作用。

温水浸泡法：经常用温热的水，浸泡手足，是防止皲裂的有效方法。温热浸泡能使血管扩张，加速汗腺及皮脂腺的活动，以及脚跟局部皮肤的新陈代谢，促进局部血液的循环。温水浸泡后，可以再擦上油脂性的润肤品，然后用保鲜膜粘贴患处，效果更佳。

外治法：鱼肝油适量，外涂；或将生白果嚼烂，每夜涂搽患处；或新鲜香蕉皮，用内面擦患处，每日 3 次，每次 5～15 分钟；或鲜嫩肥绿的芦荟叶适量，洗净，绞汁涂擦患处，每日数次；或芹菜叶适量，水煎取浓汁，趁热敷患处，每日 3 次；或土豆一个，煮熟后剥皮捣烂，加少许凡士林调匀，放入干净瓶内，每日涂 1～2 次，可取得理想效果。

自制桃仁猪板油润肤膏：桃仁 50 g，生猪板油 50 g（或者生羊板油），合在一起，共同捣成膏脂备用。使用时，每日涂搽患处 4～5 次，一周为 1 个疗程。可以连续使用 3 个疗程。一般 3 天即可见效。

冻疮

冻疮是一种皮肤损伤,容易发生在手指、手背、足跟、脚趾、耳轮、鼻尖、面颊等暴露部位。阳虚寒凝、气血瘀滞是冻疮发生的主要原因。

单验方:桂枝 10 克、白芍 12 克、当归 10 克、生姜 3 片、红枣 10 克、炙甘草 5 克,每日 1 剂,分 2 次煎服。

食疗药膳:羊肉 500 克、花椒 3 克、生姜 15 克、当归 30 克,共同煮食;或山楂 15 克、当归 15 克、红枣 10 克,共同煮食。前面章节所讲的补血驱寒食疗药膳,也都可以选用。

外治法:用姜汁或辣椒水,外擦患处;或胡椒 10 克,浸入 100 毫升 95%的酒精中,一周后外擦患处;或仙人掌,去刺捣烂外敷患处,3 天更换 1 次。冻疮已经溃烂者慎用。

盐水浸泡法:在开水里放入适量食盐,溶化后,将患处放入热水中浸泡 30 分钟左右。耳朵或脸上有冻疮者,可用毛巾或棉球蘸热盐水敷在患处,一般 1～2 次可以治愈。

第九篇

暖女人，更漂亮

女士的容颜与阳气有关。阳气充足，气血的生成旺盛，运行畅通，面部就会血色充盈，营养充分，看起来明润光泽，目光如秋水般有神。我们所见到的气质高雅的靓丽女人，都是阳气充足的女人。

有许多女士，长得不错，眼睛、鼻子、嘴巴、身材，似乎都没有什么可挑剔的，但总感到有点美中不足，仔细一看，原来是气色欠佳。看上去，脸总是黄黄的，缺少血色。嘴唇呢，颜色淡淡的，不是那么红润。门诊上经常遇到这样的女士，虽没有什么大病，但总是感到不太健康，因而要求调理。

这样的女士有一些共同的特点，那就是，除了气色不佳之外，普遍比较怕冷，手脚一年四季都是凉凉的。自己也感到活力不够，一天到晚总是懒洋洋的。有位女士的情况更严重些，她说晚上自己一个人睡时，一夜都暖不热被窝；丈夫也害怕和她在一起，说她是冰山上的来客！

许多人都有怕冷的毛病，但女人居多。引起怕冷的原因有哪些呢？有专家总结，有这样几种情况：

第一是缺铁。研究人员对 50 名身着泳装的妇女进行耐寒测试，发现那些最怕冷的妇女，大多数体内铁质不足。铁是制造血红蛋白的重要原料，如果女性膳食中缺铁，加上月经导致血中铁的流失，就很容易造成缺铁性贫血。这样一来，营养物质就得不到充分的氧化利用，产热不够，御寒能力下降，因而容易感到寒冷。

第二是雌激素水平低。妇女在更年期，由于雌激素水平降低，影响神经血管功能的稳定，会导致血液循环不畅而出现腰、背、小腹、手、足以及全身的发冷。

第三是甲状腺功能低下。甲状腺素能加速代谢，促进能量的释放，使皮肤等外周组织器官的血液循环加快，增加热量供应。当甲状腺素分泌不足时，人体就会因产热不足而怕冷。

第四是低血压。血压低可引起末梢血液循环不足，组织得不到足够的氧和能量，因而使人产生怕冷的感觉。

其实，许多人怕冷是找不到具体原因的，有上述情况的"冷美人"只占少数，其余大多数怕冷者都是由于阳气不足，火力不够，属于虚寒体质。这些朋友经过合理的调理，气血旺盛了，阳气充足了，身体就会变暖，气色也会变好，手脚不再冰冷，口唇变得红润，就可能变成更加漂亮的暖女人！

气色不佳的女士有一些共同的特点，那就是：普遍比较怕冷，手脚一年四季都是凉凉的。

● 心中无冷病，不怕热上身

也有一些女士，情况正好相反，她们最为烦恼的，是脸上频繁发作的痘痘。这些痘痘颜色暗红，有时还会化脓，有白色分泌物溢出；严重时会连接成片，破坏肤质，使整个面部惨不忍睹。看中医，多认为是瘀热火毒，清热解毒凉血泻火的药吃了一大堆，稍稍有所缓解，就是不能根治。吃药时间长了，还增加了痛经和腹泻的毛病。

也有的女士，口腔经常溃疡，平时有口臭的毛病，都不敢靠近别人讲话，害怕影响形象。都说是上火，饮食要清淡，但吃了大量的水果蔬菜，却没有一点改观。

也有的女士，大便干结难解，有的甚至五六天才能大解一次，每次如厕都痛苦不堪。医生开了清热通便的药，效果却不理想。

也有的女士，尿路经常感染，尿频、尿急、尿痛、尿黄，吃抗菌素能管一时，吃清热利尿的凉茶也有效，但就是反反复复，不能除根。

……

所有这些病症，表面看起来，都属于火热为患，但为什么有的会久治不愈呢？临床上发现，这与人的体质有关。许多女士，表面上是上火，实际上却是虚寒体质，上火的同时伴有怕冷怕风，四肢冰凉，面色苍白，疲乏少力。对她们而言，内里的虚冷才是真正的病根。"心中无冷病，不怕热上身"，温补阳气，益气养血，这才是治本之法！

> 所有这些病症，表面看起来，都属于火热为患，但内里的虚冷才是真正的病根。

美丽的容颜来自阳气的充足

有同学问我，按照阴阳学说，女属于阴、男属于阳，女士应当以阴柔为美，男士才应有阳刚之气。为什么女的也需要补阳气呢？

对于具体的每一个人来说，阳气都是最为重要的。阳气就是生命力，是推动、温煦、防御的能量所在。人一旦没有阳气，生命也就终结了。老百姓称死亡叫"断气"，命归"阴"，意思就是没有阳气,人就没命了。

阳气亏虚时,人的健康就会出问题。轻度亏虚的人,处于亚健康状态;严重亏虚时,就会生病,甚至是大病。

女士的容颜也与阳气有关。阳气充足,气血的生成旺盛,运行畅通,面部就会血色充盈,营养充分,看起来明润光泽,目光如秋水般有神。我们所见到的气质高雅的靓丽女人,都是阳气充足的女人。

女士的容颜也与阳气有关。

表面上火,内里虚寒

门诊上曾遇到过不少这样的女性患者,她们非常喜欢吃瓜子炒货,但一吃便会上火——口舌生疮,长溃疡;溃疡好后,又想吃,吃了再上火!如此周而复始,好像永远也改不掉"坏习惯",也永远摆脱不了"上火"的困扰。更有甚者,口舌生疮时,有人也还是想吃辣的、炒的、烫的东西,说起来非常矛盾。

"热在皮肤,寒在骨髓";"寒在皮肤,热在骨髓"。

后来,在学习《伤寒论》时,我突然想通了其中的道理。《伤寒论》第11条是这样说的:"病人身大热,反欲得近衣者,热在皮肤,寒在骨髓也;身大寒,反不欲近衣者,寒在皮肤,热在骨髓也"。这段话的意思是说,有些病人表面上身上很热,但却还是想多加衣被,说明他的热只在皮肤,寒却在骨髓;反之,病人外表十分寒冷,却又不想穿衣加被,说明他的寒只在皮肤,内里骨髓却是热的。这实际上是中医辨别寒热真假的纲领和秘诀。是寒是热,辨别的关键是看病人的喜恶。那些喜欢吃瓜子炒货、吃辣的、烫的才觉得舒服的女士,虽然表面上上火,实际上也是"热在皮肤,寒在骨髓",其实质是内在的阳气不足,寒气太盛!"心中无冷病,不怕热上身",动不动就容易上火的女士,需要考虑一下,是不是内里有寒气的存在。寒气往往是许多疾病的根源,包括一些貌似热象的病症。

有些溃疡的根源是内在的虚寒。

为什么许多口腔溃疡久治不愈,甚至越治发作越频繁?一个重要的原因就是这些溃疡的根源是内在的虚寒,您用清热解毒的药治疗,当然会越治越重!

好肤质,多温肺

妈妈带着女儿来看病,我发现两人的皮肤差别很大。妈妈四十多岁,皮肤却依然细腻光洁;十七八岁的女儿,皮肤却黯黑粗糙,额头、鼻尖、下颚都布满了痤疮,每次月经来之前都会发生痛经。妇科说她是内分泌紊乱,建议找中医调治。

正好有南京中医药大学的学生跟着我实习,我就问他们:这样的病证应该从哪里入手? 同学们说:应该清热解毒吧? 面部的痤疮,不就是热毒的表现吗? 我们见过许多治疗痤疮的方子,一般都是清热解毒的。还有同学说,这种病可能还需要活血化瘀,这样既能治疗痤疮,还能调经。

我一边诊脉,一边询问患者的病情:痛经时肚子凉不凉? 平时怕不怕冷? 喜欢吃凉的还是热的? 患者回答说:月经来之前,肚子凉痛,伴有手脚冰凉;冬天手脚也凉,从小喜欢喝冷饮,比较贪凉,但最近比较怕冷,寒风一吹就容易感冒。

> 痛经时肚子凉不凉? 平时怕不怕冷? 喜欢吃凉的还是热的?

分析了她的症状舌脉,我知道这又是一例虚寒患者,应该温肺散寒,便开了一个叫做麻黄加术汤的处方。同学们看到这个方子,都认为不容易理解:病人又瘀又热,清解还怕无效,用这些热药,不是火上浇油吗?

一周后,患者来复诊,说面部的痤疮都发出来了,但有的已经消退,颜色逐渐转淡了。我说是好现象,又将处方稍作调整,前前后后服了一个多月,患者月经来时再没有腹痛,痤疮基本消退,皮肤也变得平整,不那么粗糙了!

养肤的诀窍是温肺

我对同学们说,学中医千万要记住整体观念这一原则,分析病情,要以中医的五脏为中心。比如这一患者,主要是两类症状,一类是皮肤粗糙、面发痤疮,毛孔也较粗,属于皮毛的病变;皮毛的病变属于哪一脏呢? 中医说肺主皮毛,皮毛有病,当然要考虑肺的问题。第二类症状是经前腹痛,即痛经。痛经一般从肝论治,但有时也要考虑肺。我们都知道,肺主治节,就是说节律的问题归肺管。一月一次的月经,节律非常明显。因此,调月经,有时就要调肺。综合起来,本病患者就是肺经的问题。肺经虚寒,肺气郁滞,表现在皮毛就是"郁则为痤";寒气凝结,不能治节,月经就不能顺时而下,因而发生痛经。至于为什么发生肺经虚寒,与其吃冷饮、贪凉,长期受寒气侵袭有关。

肺经虚寒,肺气郁滞在当代女性患者中非常多见,这除了与女孩多喜欢吃冷饮有关之外,还有一个重要原因,就是女孩子爱美,为了彰显身材,穿得比较少,甚至冬天也很暴露。我们常开玩笑说,现在的女孩子都是美丽"冻"人的,这就很容易造成寒气的侵袭。此外,为了苗条而过度节食,造成气血生化缺少原料,正气虚了,寒气就更容易侵袭。

这就形成了矛盾,本来是为了美,结果却适得其反。不是吗,环顾四周,您会发现,那种天生丽质的女孩子并不是很多,许多女士不用化妆品皮肤就很难看。究其原因,就是寒气伤了肺,肺虚寒了,皮肤就变粗,变得不润泽了。

真正的养肤诀窍是温肺。把您的肺保养好,补足肺经的阳气,排除肺经的寒气,解除肺经的郁滞,皮肤就会一天天变好!

我常对朋友讲,再高级的美容护肤品,解决的都是一时问题;从外边滋润、濡养、增湿、美白,那叫"粉饰太平",并且会使您越来越依赖这些产品。其实,真正的养肤诀窍是温肺。把您的肺保养好,补足肺经的阳气,排除肺经的寒气,解除肺经的郁滞,皮肤就会一天天变好!

怎样温肺呢? 我常用的那个麻黄加术汤,是很好的温肺处方。但其中的麻黄有小毒,不能随便用,必须在有经验的中医师指导下辨证选用。有没有简便易行而又安全的办法呢? 当然是有的!

简化杏苏散:杏苏散出自《温病条辨》一书,原用以治疗深秋季节,寒凉干燥的空气侵袭入肺,导致的凉燥证。我根据临床体会,将此方化简,成为简化杏苏散,配方是杏仁 10 克,紫苏叶 10 克,生甘草 3 克,桔梗 6 克,生姜 3 片,大枣 3 枚,用水煎服 15 分钟,当茶饮用。此方安全无毒,口感良好,非常适用于肺经有寒、怕风怕凉、轻微咳嗽、鼻流清涕、咽喉干燥的女士饮用。其中的杏仁、桔梗,都有美白作用。

刮痧:刮痧不仅能舒筋通络,解除肌肉紧张,缓解疼痛,而且可以及时地将体内代谢的"垃圾"引导到体表,沉积于皮下毛孔,使体内气血畅通,恢复代谢活力,起到温肺散寒、排毒养颜的作用。可用于预防疾病,减肥美容。

保暖:保暖是温肺的重要措施。秋冬季节,一定不要穿得太薄、穿得太露,否则就容易风寒入肺,引发许多皮肤病,那时候,恐怕是"冻"人而不美丽了！再有就是少吃凉饮,特别是加冰的碳酸饮料,虽然一时痛快,时间长了就会失去"面子"。

保持充足睡眠:充足的睡眠也是温肺美容的诀窍。充足的睡眠能使气血旺盛,寒毒排泄顺畅。当然,也不能睡过头,过分懒散也影响肺的呼吸和代谢,导致面目浮肿。

杏仁美白的秘密

在我常用的温肺处方里面,杏仁几乎是必用的一味中药;我也经常向女士们介绍杏仁露,其有美白肌肤的作用。

杏仁为什么能够美白呢？杏仁是一味历史悠久的中药,性质偏温,可以调节肺和大肠的功能,因而中医书中把杏仁归于肺经和大肠经。《本草纲目》总结杏仁的功效主要有三方面:第一是润肺。杏仁对肺有滋养、润泽作用。而肺又主皮毛,属于一个系统。肺润泽了,便能够宣发畅利,不会聚湿贮痰,皮肤也就光洁白皙,不生痘痘。第二是消积食。杏仁能促进消化,促进排便。消化功能好了,气血的生成就会充足,面部气色就能够红润有神。第三是散滞气。杏仁有利于体内废气浊气的排出。大肠中浊气排出,则能达到通便养颜的作用;血脉中滞气排出,则血脉通利,代谢废物就可以及时清除,不至于积存于皮下。这样就能有效防止痤疮、黄褐斑、老年斑以及肥胖的形成。

杏仁的功效:第一是润肺,第二是消积食,第三是散滞气。

杏仁富含蛋白质、脂肪、糖类、胡萝卜素、B族维生素、维生素C、维生素P,以及钙、磷、铁等营养成分。其中胡萝卜素的含量在果品中仅次于芒果,因而有抗癌的作用;丰富的脂肪油则有利于降低胆固醇,防治肥胖和心血管疾病。而杏仁的美白瘦身功效,与其含有的维生素E和膳食纤维有关。

杏仁是一种集美肤、健体、瘦身于一体的保健食物。

杏仁有一种特别的香味,炒熟后可以食用,因而是一种集美肤、健体、瘦身于一体的保健食物。杏仁分苦、甜两种,苦杏仁必须脱苦才能食用,而市场上的杏仁一般都是甜杏仁,可直接食用。

用杏仁美白,内服外用均可,用法如下:

取杏仁15克,水煎当茶服用,每天一次;如果口干、咽喉干,表明有郁热,可以与麦冬15克,同煎饮用。

超市购买的杏仁,可以像嗑瓜子一样慢慢嚼服,每天20粒左右。

超市购买的杏仁粉适量,倒入杯中,随个人喜好加入热水或牛奶,冲泡后饮用,一天1~2杯。

露露杏仁露,略微加热饮用,每天一小桶。

用杏仁粉制作面膜,涂于面部,每天一次,能有效去除角质,使肌肤润白。

最具美容功效的五种食物

美容的食物有很多,这里介绍的是功效显著的五种。

①绿豌豆:豌豆性味平和,有补气作用,可以治疗脱肛、慢性腹泻和子宫脱垂。有的女士因长期子宫脱垂,显得面色很差,气虚乏力,吃豌豆可以调治。在美容方面,豌豆的主要作用是去黑黯,即能够消除面部的黑斑和色素沉着斑,使面部变得光鲜滋润。这主要与其含有的维生素A原有关:维生素A原可在体内转化为维生素A,而维生素A可以润泽皮肤。生活中,绿豌豆最适于那些气虚面色不佳,或者面部有黑斑、黄褐斑,或者面部皮肤干燥的女士。

豌豆的主要作用是去黑黯,即能够消除面部的黑斑和色素沉着斑,使面部变得光鲜滋润。

豌豆的吃法很多:可以和大米一起煮粥;可以煮熟做成豆馅,再做成豌豆糕和点心;可以加工成粉丝,也可以磨成面粉食用。新鲜的豌豆圆润好看,常用来作为配菜。豌豆苗的营养价值与豌豆基本相同,且鲜嫩清香,最适宜做汤,也可作蔬菜炒食。需要注意的是,多食豌豆会腹胀,一般以每天50克为宜。

这里介绍一道祛斑美容的药膳——豌豆粥。原料为豌豆

50克,胡萝卜丁、洋葱碎、盐、鸡精和玉米油各适量。先将豌豆加水浸泡,用搅拌机搅成糊状,用筛子过滤一下,放置备用;在平锅中放入少量玉米油,烧至七成热时,加入洋葱碎,煸炒至金黄色;再加入胡萝卜丁继续煸炒约1分钟;胡萝卜变软浸油后,将备好的豌豆糊倒入锅中,适当加水放置过稠;用汤勺不停搅拌,防止糊锅,煮15～20分钟。豌豆糊煮熟,加盐和鸡精,充分溶解即成。在煮的过程中,也可以加入奶油,做成豌豆浓汤,味道好极了!爱美的女士不妨一试!

②红樱桃:我们常把妙龄少女红润的嘴唇称为樱桃小口,是因为鲜嫩的樱桃总能给人以美妙的感觉!中医认为,樱桃味甘,偏于暖性,有补益气血的作用,常食可以滋养肤色,使面色变得红润光洁。从营养角度分析,樱桃的含铁量居水果之首,比苹果和梨高20～30倍;维生素A的含量也比苹果、葡萄高4～5倍。因此,吃樱桃可以有效提高血液中血红蛋白的含量,达到补血红颜的效果。

> 樱桃的含铁量居水果之首。

需要注意的是,樱桃可以常吃,但每次应少吃,多吃会使人恶心呕吐,发虚热,诱发溃疡。

③黄小米:黄小米又称粟米,是药食同用最早的食物之一。《黄帝内经》中治疗失眠的验方"半夏秫米汤",就是将半夏25克左右,布包后与黄小米一起煮粥服用,据传有"覆杯则卧"的迅捷效果。我国西北的许多省份,在妇女生孩子后都喜欢用小米加红枣煮粥来调养身体。小米粥营养丰富,有"代参汤"之美称。小米含有丰富的维生素和矿物质,其中维生素B_1的含量可达大米的数倍。

小米性平微温,具有滋阴养血,健脾和胃的功效,特别适合产妇虚寒的体质,有利于其体力和血气的恢复,也是老人病后的滋补佳品。

> 小米性平微温,特别适合产妇虚寒的体质,也是老人病后的滋补佳品。

④白萝卜:白萝卜是一种常见蔬菜,性质偏寒,具有促进消化、增强食欲和止咳化痰的功效,可以治疗或辅助治疗多种疾病,《本草纲目》称它是"蔬中最有利益者"。

白萝卜化痰止咳,通利肺气。既具有美白润肤的功效,又能消食化积,促进消化和排便,因而防止毒素在体内的蓄积,防治痤疮。其健脾的作用更助于营养的吸收,间接起到补益血气的作用。从美容的角度来看,白萝卜主要能轻身益气,令人肌肉白净。药理研究表明,白萝卜含有丰富的维生素 C,常食能抑制黑色素的形成,减轻皮肤色素沉积;另一方面,如果肠道不通,肠内的大肠杆菌就会分解蛋白质产生有毒的氨类物质,这些物质被吸收进入血液后,会对人体产生不良影响,加速机体老化。而白萝卜则利肠通便,能抵抗这种不利因素的作用,从而达到养血美容的效果。

白萝卜含有丰富的维生素 C。

⑤黑芝麻:黑芝麻属于黑五类食品,能够补肾抗衰老。其性味甘平,作用可概括为三个方面:其一是补肝肾,对于肝肾亏虚所导致的头晕眼花、耳鸣耳聋、腰膝酸软等症,有一定效果;其二是益精血,对精血不足导致的脱发白发、头发干枯、面色不佳有效果;其三是润肠燥,适应于经常大便干燥的人。

黑芝麻能够补肾抗衰老。

在美容方面,黑芝麻能润泽肌肤,改善气色,抗皱防衰,润肠通便。经常食用黑芝麻糊,皮肤会变得光洁少皱纹,肤色红润白净。黑芝麻中含有防止人体发胖的蛋黄素、胆碱、肌糖等,因此有助于减肥。

或许大家注意到了,绿豌豆、红樱桃、黄小米、白萝卜、黑芝麻,分别应于五色的青、赤、黄、白、黑。青色疏肝,赤色养心,黄色健脾,白色润肺,黑色补肾,这就是我经常向亲朋好友推荐的五色食物美容法。

青、赤、黄、白、黑五色食物美容法

● 内因决定外貌,心情决定气质

我们经常说到气质,那些气质高雅、气质贤淑的女士总是令人羡慕的!

那么,什么是气质?良好的气质应该具有哪些要素呢?

气质是指人相对稳定的个性特征、处事风格以及气度,是外表形象与内在品质的统一。美的外表与美的心灵,构成美的气质。

有气质的女士,外貌不一定漂亮,但一定是健康的、美好的!

有气质的女士,外貌不一定漂亮,但一定是健康的、美好的!我们周围就不乏这样的女孩,虽然说不上漂亮,但总是精神饱满,面带微笑。站坐行走都是亭亭的,充满了朝气。面部气色很好，没有慵懒浮肿的病态。从中医角度分析，这是内在气血充足的自然显露。

有气质的女士，有一种明快的性格，比如落落大方、聪敏机智、幽默风趣、性格温和、秀丽端庄等等，她们的这些特征，总能让人坦然愉快，乐于与之交往。而那些孤傲冷僻、心胸狭窄、自恃清高、满脸苦相的人，则往往使人避而远之。从中医角度分析，心情性格与肝气是否畅通有关。肝气畅通的人，心情就好，性格就乐观向上；肝气郁结的人，则容易郁闷忧愁，气量狭小。

气血充足才能气质高雅

充足的气血是健康的基础。《内经》说"气主煦之，血主濡之"，意思就是：气有温煦的作用，它是人体热能的来源，是生命活动的动力；而血在脉中循行，对全身的脏腑组织器官，起着营养和滋润作用。气血充足，则面色红润，目光有神，精力充沛，情绪稳定，思维敏捷，乐观自信。这样的人，才能气质高雅。

但有些白领丽人却不是这样：巨大的工作压力导致她们失眠，没有规律的三餐损伤了她们的脾胃；睡眠不足、营养失衡、劳累紧张，导致其花容失色，肤色黯淡，一脸痘痘，还痛经、月经失调——一连串的健康问题，使其烦恼苦闷，惊慌失措。这时还要求什么心情良好、情绪稳定、乐观自信，似乎都是不现实的。高雅的气质便更是无从谈起。

要做气血充足的红颜美人，当然要从补足气血开始！充足的气血由内而外滋养，将使您显出靓丽的本色。

气血是女士美容最重要的物质基础。气血充足，眼睛才能视物清晰，肤色才能饱满红润，头发才能明润光泽。而血虚的人，则肤色发黄，口唇色淡，毛发干枯分叉，容易失眠头晕，不耐脑力劳动；气血瘀滞而不畅通，则面色、口唇晦暗，毛发脱落，面部易生痤疮。目前流行的各种整形手术和化妆品，只能改其外形，不能充实气血，因而只是临时应对之法，很难达到标本兼治、内外皆美的美容效果。

补足气血的方法，首选食疗。菠菜、胡萝卜、黑木耳、黑芝

要做气血充足的红颜美人，当然要从补足气血开始！气血是女士美容最重要的物质基础。

麻、红枣、莲子、龙眼肉、核桃、山楂、猪肝、猪血、黄鳝、海参、乌鸡、鸡蛋、虾仁、红糖等等，都具有补血活血的功效。益气补血的中药当归、川芎、芍药、熟地、桃仁、党参、黄芪、何首乌、枸杞子、山药、阿胶、丹参、玫瑰花等，可与食物一起做成药膳食用。本书前面章节所介绍的超级补血英雄以及 21 道药膳，都可据情选用。

其次是运动和按摩。这是保证补进的气血能够畅通运行的重要方法。女同胞可以选择瑜伽、太极拳、游泳等，通过运动使血脉畅通；经常按摩头部、面部和脚部，能促进局部的血液循环；有条件者还可以艾灸关元、气海、足三里、三阴交等穴位，有通经活络、延缓衰老的作用。

第三是休息和睡眠。这是保证气血生成有足够时间的重要措施。一定要有充足而良好的睡眠，不能长期熬夜；更不能长时间坐在电脑前，久久盯着屏幕，或者长时间看电视剧，因为久视可能伤血。

做肝气畅通的靓丽女人

"女子以肝为本"，
女士的保健，也要
强调疏肝保肝，保
证肝气畅通。

"女子以肝为本"，这是女士的体质特点之一。表现在临床上，就是女士的病，以肝气郁结的居多，在治疗时，要注意疏理肝气。女士的保健，也要强调疏肝保肝，保证肝气畅通。

女士的病，多是因气而得，如乳腺增生、乳腺癌、月经不调、痛经、黄褐斑、甲状腺肿瘤、甲状腺功能减退、高血压、慢性咽炎、眩晕、失眠、抑郁症、内分泌功能紊乱、胃肠功能失调等等。女士有这些病时，大都伴有情绪不佳、容易生气、胸闷胁胀、叹气、打嗝等症状，脉象多弦。这些都是肝气郁结的表现，用疏肝理气的方法调治，就能取得效果。

虽然说"亡羊补牢，未为迟也"，但疾病已成，再去治疗，终不如未雨绸缪，把疾病消灭在萌芽状态。

肝气畅通的女人，心境平和，气质高雅，周身充满活力，目光明亮，反应机敏，走到哪里，都像一道亮丽的风景。而不会动不动就发怒生气，一天到晚唉声叹气，悲观忧伤，怨天尤人，全身有说不出的不适。

然而，人非草木，孰能无情？里里外外的许多事情，总有让您烦恼的，让您担心的，让您感到不舒服的。关键是如何及时调整，把肝气疏通，不让它积累成病。

畅通肝气第一法：**中药调理**。生气了，感到郁闷，唉声叹气，感觉当时肺都气炸了，并且这种状态持续一周以上不能消解，甚至已经有乳腺胀痛的症状，此时最好的办法是用中药调理。首选逍遥丸，一次8粒，一天3次，温开水冲服。有条件服中药的，可服逍遥散，或者柴胡疏肝散，水煎服，每天一剂。我常用的处方是：柴胡10克，炒枳壳15克，当归15克，茯苓15克，生白芍15克，炒白术15克，薄荷6克(后下)，郁金10克，香附10克，陈皮6克，炙甘草6克。

畅通肝气第二法：**食疗药膳**。经常容易生气，但都是些鸡毛蒜皮的小事，总觉得心情不太畅快，甚至伴有月经不调，乳房胀痛，睡眠不沉的女士，可用食疗药膳进行长期调理。月季花15克，或者玫瑰花15克，或者合欢花15克，开水冲泡当茶饮；常食橘子、橙子、木瓜、桃子、松子、萝卜等疏肝利气的食物；吃驴肉也有解除烦忧的作用。

畅通肝气第三法：**点穴消气**。遇到了烦心事，或者刚刚吵了一架，心情极为郁愤，气焰难消。这时，找个地方坐下来，脱掉鞋袜，在足拇趾和次趾之间，找到太冲穴，缓慢而有力地点按，可以消解郁积的肝气，防止大怒伤肝，筑成大病。

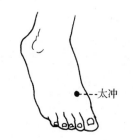

太冲穴定位：足背，第1、2跖骨结合部之前凹陷中。

畅通肝气第四法：**按摩疏肝**。生气后，胸胁胀闷不舒，想叹气又叹不上来，感到气短、郁闷。此时可想办法躺下来，用双手掌从上往下，从前往后慢慢摩擦胸胁，半小时左右就可以使气机畅通。也可以请家里人帮忙，从上往下按摩背部，效果更好。

畅通肝气第五法：**发泄郁愤**。生了大气，实在忍受不了，心中郁愤难耐，可以找合适的地方，通过大声喊叫来发泄；附近若有专供发泄的场所，如发泄公司，也可以到那里去，通过打骂摔等允许的言行，发泄郁愤；如果悲伤太过，不要强忍眼泪，干脆随其自然，大声哭出来。

畅通肝气第六法：**疏导开怀**。学会开导自己，凡事大处着眼,考虑长远,不要斤斤计较,只看眼前利益;学会为自己开脱,没有什么过不去的坎,没有什么大不了的事,跌倒了,可以爬起来,从头再来! 必要时也可以找心理医生,进行疏导。

畅通肝气第七法:**音乐静心**。心情烦躁时,听听音乐,能起到静心宁神的作用;特别是夜深人静、难以入睡之时,听一些自己喜爱的舒缓音乐,有助眠作用。感到自己情绪低落,意志消沉时,则可以听一些振奋人心的交响乐来激发斗志,消除抑郁情绪。喜欢唱歌的人,每天唱唱歌,是舒畅肝气的有效方法。不一定要到歌厅,走路时、做饭时,都可以小声哼唱,这样自得其乐,心情就会变好!

畅通肝气第八法:**运动化滞**。游泳、爬山、郊游、跳舞、慢跑等较为剧烈的运动,可以畅通经络,排出体内瘀滞之气,并能促进胃肠蠕动和血脉的流行,有利于浊毒的排出。通过这样的运动之后,许多人会感到大便畅通,浑身畅快,心情变好,情绪稳定。

畅通肝气第九法:**兴趣移情**。平时要培养一些业余爱好,心情不佳时,暂时搁下工作,做自己喜爱的事情,转移注意力,慢慢忘掉烦恼。也可以通过欣赏幽默小品,轻喜剧电影等,以畅快的笑声来解除忧郁。

畅通肝气第十法:**交友聊天**。没有朋友的人是孤独的。要交几个知心朋友,难得知心朋友,最起码要有几个可以倾诉排遣的密友。心情不佳、想不开时,朋友小聚聊天,可以帮您开阔眼界,消除烦忧。

疏通经络,排除万毒

我院针灸科开展针灸减肥业务,效果不错,许多女士都慕名而来。有人感到不解,肥胖是体内积存的脂肪过多,在穴位上针一针、灸一灸就能减肥,那脂肪哪里去了?

其实,只要懂得了经络,您就会明白其中的道理。人体的经络,不仅是联络内在脏腑与体表器官的通道,而且还是气血运行、排除体内垃圾的通路。经络畅通了,机体代谢所产生的废物就能够顺利排出。循行周身上下内外的经络,把体积很小的寒

人体的经络,不仅是联络内在脏腑与体表器官的通道,而且还是气血运行、排除体内垃圾的通路。

浊湿毒,源源不断地送到肌表汗孔、胃脘肠道、膀胱尿路,最终排出体外。针灸之后,经络畅通,多余的脂肪也就这样悄无声息地被转运了出去!

当然,除了针灸,中医还有许多疏通经络的方法,比如点穴的方法、中药通经的方法、温散寒邪的方法等等。这些方法能疏通女子最重要的肝经,起到养生保健作用。

血海是女人的保健密穴

由于每月一次的例行"献血",女士比男士更容易血虚。"女子以血为本",是女性体质的另一个重要生理特点,因此中医治疗女士的疾病,很重视调整气血。以痛经为例,虽然引起痛经的原因很多,现代医学有原发性和继发性之分,但根本的机理有二:一是气血的运行不畅,不通则痛;第二是气血亏虚,不能营养经脉,不荣则痛。说白了,就是血虚和血瘀两种情况。

治疗痛经,血虚者需要补益气血,血瘀者需要活血通络。而我们人体自带的,有一对穴位,按摩它就能解决这两个问题。痛经发作时,点按这对穴位,可以迅速缓解疼痛;平时无病时,这对穴位又可以作为保健穴,通过按压、贴敷、艾灸、拔罐等,起到补益气血、畅通经络的作用。对女士而言,这是一对功效卓著的保健密穴——血海!

血海是足太阴脾经上的重要穴位。它们位于大腿内侧,髌骨内侧端上 2 寸,当股四头肌内侧头的隆起处。我们可以这样取穴:患者屈膝,医生以左手掌心按于患者右膝的髌骨上缘,二至五指向上伸直,拇指约呈 45°斜置,拇指尖下就是血海穴。有兴趣的女士可以让针灸医生帮您找到这对穴位,用笔标记下来,牢牢记在心里。有空时,揉一揉按一按,说不定您的身体会因此而改观!

> 引起痛经的原因说白了,就是血虚和血瘀两种情况。

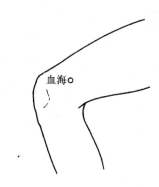

血海定位:屈膝,在髌骨内上缘上2寸,股四头肌内侧头的隆起处。

逍遥丸,帮您安度不方便的几天

女士每月一次的生理周期,正规的称法是"月经"。但作为医生,还必须熟悉它的许多俗称和隐含称法,否则会影响医患的交流,甚至闹出笑话。而分析这些称法,有时还会有所收获呢! 比如,许多女士把月经期称"例假",就隐含着"每月按期而至,像例行公事一般;但都会使人不舒服,因而需要请假休息"的意思;有人把它称作"老朋友",有经常会面的意思;农村女士说她"洗衣服的几天"不舒服,千万不要误解,这里的"洗衣"指的是月经期,因"内衣须天天洗换",因而感到不便;有的女士称月经为"大姨妈",当她说"这几天,我大姨妈来了",就是提醒您有月经在身上,开药时需要注意,可不能傻乎乎地追问:"您大姨妈家住何处? 她身体不适也可以找我!"最有意思的,是有一次一位女士称她"倒霉"来了,以医生的敏感我当然不会误解,但仔细分析起来,这一称谓道出了许多女士对月经的排斥态度!

月经来了,带来了许多不方便,特别是有许多女士,月经将要来的前几天就开始出现许多不适的反应,真可谓是"山雨欲来风满楼"。有人情绪不稳定,急躁不安,心神不宁,容易发火,容易生气;有人腹胀腹痛,心胸满闷;有人乳房胀痛,甚至憋得硬邦邦的,非常难受;有人则两胁胀痛,打嗝,叹气,总感到气出不畅;有人在这几天情绪低落,睡眠不安,大便秘结。所有这些不适,医学上有个名字,叫做"经前期综合征"。按照中医的说法,经血到来之前,必有气至! 气至而郁结,运行不畅,则出现以上许多"气滞"的表现。

经血到来之前,必有气至! 气至而郁结,运行不畅,则出现以上许多"气滞"的表现。

严格来说,经前的许多不适并不属于病态,但确实给许多女士带来了不少烦恼。如何调理呢? 中医可以通过各种方法,把这些郁滞的"气"疏通,气散开了,这些症状都能消除。

我经常给经前综合征明显的女士推荐逍遥丸。逍遥丸是根据逍遥散的配方制成的中成药,而逍遥散是一个古老的方子,来自于宋朝的《太平惠民和剂局方》——这是我国第一部成药药典,方子由柴胡、白术、白芍药、当归、茯苓、炙甘草、薄荷和煨姜组成,是一个疏肝解郁、健脾养血的代表方剂。我们常说"女子以血为本,女子以肝为本",女科疾病,要么肝郁,要么血虚,两者占据大半。而逍遥散两者兼治,因而适应于妇科的许多病症。对于经前综合征更是首选。

女科疾病,要么肝郁,要么血虚,而逍遥散两者兼治。

遥遥丸是常用中成药,也是一种非处方药,价格便宜,服用方便。由于有水丸、大蜜丸、小蜜丸、浓缩丸的不同，服药量需根据说明书常规服用。比如大蜜丸，一次1丸，一日2次，口服；浓缩丸，一次8丸，一日3次，口服。

该药服用后，可以解除上述诸多症状，使人苦痛顿失，心绪平静，"逍遥自在"，故名"逍遥丸"。

温经汤，寒性痛经的克星

许多女士有痛经的经历，每逢月经来之前，或在月经的前几天，出现小腹疼痛。轻的只是腹胀微痛，让人略感不适；重的则会腹痛剧烈，难以忍受，无法坚持正常的工作和学习。这种小毛病十分烦人，每月都会把人折磨一次，以至于许多女士都"谈经色变"；中医妇科四大症"经、带、胎、产"，痛经就属于月经病之一，受到历代医家的关注。

痛经中有一种属于寒性的，所占比例很大，据我的临床观察，半数以上的痛经属于寒性。这种痛经的特点，是腹痛伴有明显的寒象。比如腹部冰凉，暖水袋捂一捂才觉舒服；手脚冰凉，面色苍白，甚至出冷汗；受风受寒导致腹痛加重等等。

> 半数以上的痛经属于寒性。

《伤寒杂病论》有一名方叫做温经汤，可用于治疗寒性痛经，经前服用，有立竿见影的效果。这个方的组成是吴茱萸9克，当归6克，芍药6克，川芎6克，人参6克，桂枝6克，阿胶6克，牡丹皮6克，生姜6克，甘草6克，半夏6克，麦冬9克，用水煎煮25分钟，热服。有时，我选择方中的几种药，比如当归6克，芍药6克，川芎6克，桂枝6克，生姜6克，甘草6克，煎汤当茶喝，也能起到作用。

令人惊奇的是，有人用这个方子治疗的男士前列腺增生属于虚寒型的，也取得了满意的效果。可能与本方温通经络，祛除寒气的作用有关。

寒性痛经的女士还要注意经期前后的调养。特别在月经来之前的四五天，一定注意不要喝冰冷的饮料，不吃寒性的水果蔬菜，如梨、柿子、西瓜等；不要冷水洗手洗脸，防止受风淋浴；护好腹部不要受凉，不要吹过冷的空调等。有条件的女士，可以做一个肚兜戴在腰腹间，护住腹部。并尽量做到情绪稳定，不生气，不过分劳累，不熬夜。经过几个周期的调理，痛经可能就会离您远去！

养好精气神，岁月也饶人

看到过这样一篇文章——

"20 岁的女人是一首抒情诗，面如桃花带露，眉聚山川秀色；笑花生香，流盼带电，身姿如玉树临风。从乌黑若垂天之云的长发，到轻盈似蝴蝶追嬉的舞步，都是美的化身。"

"30 岁的女人是一篇风景散文，丰隆的胸脯展示出内心的富足，端庄的举止透露出贤淑的风度，清澈的目光洗涤着淡淡的哀愁。虽然青春的背影只能在凭栏时定格为远景，但一轮满月似的脸庞，仍饱蕴温柔，灿烂着婚姻生活的每一个夜晚和白昼。"

"40 岁的女人是一出戏剧，生活舞台上，她退隐为丈夫和孩子的配角。为塑造好妻子和母亲的双重角色，眼角悄悄爬上的鱼尾纹和皲裂的十指，是戏剧所必需的着妆；而夫君的脏衣服和儿女的功课表，则是不可或缺的道具。"

"50 的女人是一篇哲学论文，以前走过的坎坷和曲折，都开始在额上缩影出线路图，时光的积雪也在两鬓结成秋霜；汇聚了甜甜酸酸的心潭，因再也激不起波澜的涟漪而显得深不可测。"

"60 岁的女人是考古报告，读者往往只剩下她自己……"

女人到了一定时间，便会关注自己的年龄，甚至害怕自己的年龄。随着年龄的增长，身材、皮肤、眼睛甚至体味，都在发生着微妙的变化。从如水般灵透的妙龄少女，到如花般盛开的青春女子，再到如土地般宽容成熟的中年妇女……无情的岁月最终把一个目光清澈的小女孩，变成了人老珠黄、老态龙钟的老太婆。

朱自清赞叹梅雨潭的绿，说道："我若能挹您以为眼，我将赠给那善歌的盲妹，她必明眸善睐了"！我也曾无数次地思考：少女那美丽动人的秋波，难道只是心灵火花的显露？它有没有物质基础？如果有，找到这种物质，我们来合成它，是否就可以使女人眼中的青春永驻？再有，人老为什么会珠黄？导致珠黄的物质和机理是什么？是寒痰湿浊的沉积吗？如果明白了珠黄发

随着年龄的增长，身材、皮肤、眼睛甚至体味，都在发生着微妙的变化。

生的机理，是否就可以通过排除寒浊之邪，恢复女人的明眸皓齿?

虽然，这些问题还没有找到明确的答案，我们还没有办法使女人青春永驻，但是，我们知道，通过调养气血，养好精气神，就可以延缓衰老，使岁月留步!

木耳猪肝汤，帮您去除眼边黑圈

许多女士为黑眼圈苦恼。大多数情况下，黑眼圈并不会让人感到不适，但非常影响人的外在形象。有黑眼圈时，人看起来不精神，缺少神气，总给人一种睡眠不足的感觉。有的人黑眼圈很重，早上一起床，眼泡浮浮的，再加上黑眼圈，像大熊猫一样!

黑眼圈令人烦恼，怎样消除呢? 这里有一道叫作木耳猪肝汤的药膳，值得向大家推荐:

原料有黑木耳15克，猪肝半斤，生姜一片，红枣两枚，食盐少许。先将黑木耳用清水泡透，洗干净，备用;猪肝、生姜、红枣分别用水洗净，猪肝切片，生姜刮皮，红枣去核，备用。在煲内加入适量清水，大火烧至水滚，放入黑木耳、生姜和红枣，继续用中火煲一小时左右，再加入猪肝，待猪肝熟透，加盐调味，即可食用。吃猪肝、木耳，饮汤。

黑眼圈产生的病理因素，主要包括虚、寒、水、瘀四个方面。肾虚，有寒气，水湿不化，瘀血停留在局部，这便形成了黑眼圈!因此，要想从根本上消除黑眼圈，就要想方设法补肾、散寒气、化水湿、祛瘀血。木耳猪肝汤有祛瘀活血散寒的功效，因而可去除黑眼圈。对于女士月经不调、经期腹痛、面部黄褐斑等，也有调治作用，并且性质平和，男女老少都可食用。

> 要想从根本上消除黑眼圈，就要想方设法补肾、散寒气、化水湿、祛瘀血。

白芷外用，可以美白皮肤

所谓"一白遮百丑"，爱美的女士谁不想拥有洁白的肌肤?特别是面部，如果有细白光洁的皮肤，不管走到哪里，您都会感到很有面子!

如果您想使皮肤更加柔嫩细滑而白皙，可试用以下方法:

到中药店挑选块大、颜色纯白、没有霉迹的白芷200克，用小刀小心剔除其黄棕色粗皮,粉碎,过筛,成为极细粉末;每次取30克粉末,掺入一小瓶婴幼儿护肤品中,充分搅拌和匀,放入冰箱冷藏备用。每晚取此膏适量,替代常用护肤品搽面,至少保留一小时,临睡前用软纸拭去(不要用水洗),次晨再洗脸。连用半月后可改为2～3天搽一次,坚持3～6个月即可见效。

方中白芷,外用为美容要药。《日华子本草》说它能"去面皯疵瘢","皯"就是雀斑。《本草纲目》说它能"长肌肤,润泽颜色,可作面脂",古代美容方中也多有白芷。该药单独使用即有美白效果,如果配合菟丝子、白附子外用,还能祛除黄褐斑。

白芷有美白效果,如果配合菟丝子、白附子外用,还能祛除黄褐斑。

需要注意的是,临床所见面部黄褐斑患者,多伴有脏腑功能失调,需用中药综合调治。比如配合逍遥丸浓缩丸,每次8粒,每天三次,效果更好。

做女人挺美——女性的胸部保健

丰满而健美的乳房,能使女性的曲线流畅、圆润而优美,可彰显女性魅力,是许多爱美女士追求的目标。特别是胸部平塌的女人,更希望改观自己的形象。怎样促进乳房的发育呢? 以下是一些有益的建议:

饮食丰胸:蛋白质能够促进乳房的再发育,爱美的女士应加强营养,多吃一些豆类、蛋类和牛奶等富含蛋白质的食物。锌能促进性征和性机能的形成,是影响生长发育的重要元素;铬的活性很强,能促进葡萄糖吸收并在乳房部位转化为脂肪,有助于乳房的丰满和臀部的圆润。因此,爱美的女士应注意饮食均衡,不要偏食,以免影响锌和铬的摄入。特别是处于生长发育期的女孩,不要为苗条而过分节食,否则有可能影响乳房发育,错过发育的机会。

处于生长发育期的女孩,不要为苗条而过分节食。

有专家推荐四类美食,供您选择:第一类是莴笋。莴笋是传统的丰胸蔬菜,与山药、鸡肝一起食用,不仅能调养气血、促进胸部的营养供应,而且能改善润泽肌肤。第二类木瓜。木瓜是丰胸首选,可与红枣一起食用,具有消食健胃、滋补催乳的作用。第三类是核桃和松仁。两者富含维生素 E 和锌,以及延缓乳房衰老的亚麻酸。第四类是黄豆、青豆和黑豆。因其富含蛋白质和卵磷脂,因而都是有名的丰胸食品。黄豆与鸡翅同食,丰胸效果更好。

药膳丰胸:中医认为,乳房发育不良与气血亏虚有关,补益气血的药膳能起到丰乳作用。这里推荐的当归鲤鱼汤,能调养气血,丰满乳房,适用于乳房发育不全的少女。这道药膳的原料包括当归15克、白芷15克、黄芪15克、枸杞10克、大枣5枚、鲤鱼1条约600克,食盐及调味品适量。先将当归、白芷、黄芪、枸杞子洗净,用纱布松松包起来;大枣去核,鲤鱼杀后去肠杂。在锅中加清水适量,药包、大枣和鲤鱼一起入锅,慢火炖煮至鲤鱼熟,加入盐、味精调味即成。饮汤吃鲤鱼肉,隔天1次。

运动丰胸:平时有意识地多做扩胸运动,能锻炼胸部肌肉,促进发育。健美操、俯卧撑等体育锻炼,能使胸肌结实丰满,乳房挺拔而富有弹性。游泳是年轻女性理想的健身丰乳活动,因为温柔的水对乳房有"按摩"作用,并且游泳可锻炼腹肌和腰肌锻炼,有利于消除多余体脂、保持苗条婀娜的姿态。

游泳是年轻女性理想的健身丰乳活动。

体育运动还可以减少乳腺癌发生率。20岁以后参加工作的女性,体育运动的效果更加明显。女士应每天坚持至少半小时的体育锻炼。

按摩丰胸:按摩是促进乳房健美的有效方法。可以在早上起床前和晚上临睡前,用双手按摩乳房。先顺时针,再逆时针,在乳房周围旋转按摩,使乳房皮肤微红微热,然后轻轻提拉乳头数次。这样能刺激乳房的发育,使乳房变得更丰满,更富有弹性。

懂得乳房自检,及早发现疾病

为健康起见,女士还应当懂得自检乳房的方法,以便及早发现相关疾病。

女士应当懂得自检乳房。

乳房自检第一步:观察。

时间地点:沐浴前,在温暖、光线柔和并有镜子的洗浴间。

检查步骤:脱去全身衣服,或站或坐在镜子前。观察两侧乳房的外观,包括乳房大小、皮肤颜色和乳头颜色,有否湿疹,有否凸痕，两乳头高度有无差别，有否分泌物溢出等等。抬起一侧手臂，看另一侧乳房能否像正常一样随之抬起；检查乳房上部与腋下结合部有无异常。之后，双手举过头顶，身体转向一侧反复观察乳房的侧面；用同样的方法观察另一侧。再后，双手平稳地放在臀部，用力按压使胸部肌肉紧张，观察乳房是否有不同以往的线条或异物。最后，上身前倾，继续观察寻找皮肤的凸痕或皱纹，观察乳房轮廓的变化，以及有没有乳头回缩。

乳腺自检第二步：抚摸。

时间地点：睡觉前独处时，在温暖而光线柔和的房间进行，并设法避免别人打扰。

检查步骤：躺在床上，全身放松。右侧卧，头枕右臂，此时胳膊下面的乳腺组织会移向胸部中央，便于触摸。用左手食指和中指的指腹，稍微用力触摸右侧乳房。触摸以同心圆方式进行，即先沿乳房外侧的大圆圈触摸，再依次缩小触摸半径，逐渐向乳房中心移动，直至到达乳头，重点检查有无肿块。检查乳房后，再检查腋下是否有淋巴结肿大。右侧检查后，左侧卧，按同样方法用右手检查左侧乳房。

乳房自检应每月进行一次，检查时间一般选择月经后的第5～7天，因为此时雌激素对乳腺的影响最小，乳腺处于相对静止状态，比较容易发现乳腺异常变化。初学乳房自检的女性，可在一个月内的几个不同时间进行检查，以便了解乳房的硬度及其周期变化。熟练后改为每月一次例行检查。

一旦自检出肿块，也不要过分紧张，而应该及时就医，进行专业检查。如果发现乳腺有分泌物，特别是在没有外界刺激时，乳房自发出现分泌物，或者一侧乳头经常出现分泌物，特别是乳房出现血样分泌物时，必须引起重视，及时到医院诊治。

展现女性魅力——女性的臀部保健

臀部和胸部、腰部一样，是构成女性曲线美的重要部位。丰挺、结实的臀部，不仅是健康的象征，而且能彰显腰部的纤细，腿部的修长；圆翘的臀部，会使身材曲线窈窕婀娜。相反，松垮无

乳房自检应每月进行一次，检查时间一般选择月经后的第5～7天。

检出肿块，也不要过分紧张，而应该及时就医。

力的臀部，不仅影响腰部以下的美感，下半身的比例也会失去平衡。因此，臀部的保健，历来是爱美女士关注的话题。

在古代，臀部丰满与否也是衡量美女的指标。臀部浑圆硕大的女人有宽大的骨盆，而宽大的骨盆有利于胎儿在母腹中的发育和成长。这在"不孝有三，无后为大"的中国古代，无疑具有重要意义。同样，西方人也历来认为女性以"丰臀"为美。

在现代人的眼里，美臀与女性的性感丰腴有关，是现代精神和美的象征。对女人而言，拥有丰满的臀部是令人羡慕的。更有调查显示，臀部大也是身体健康的标志。瑞典哥德堡大学的一项研究发现，臀部大的女性，患糖尿病和心脏病的几率较低。

那么，哪些因素会影响臀部的美观和健康呢？其一是久坐不动的生活方式。臀部主要由肌肉和脂肪组成，上班族久坐不动，脂肪便容易在下半身沉积，臀部肌肉也容易松弛，由此造成臀部下垂。其二是饮食不合理。比如摄取过多的动物油脂，这些油脂可能在下半身的囤积。第三是雌激素水平的变化。雌激素与女性的很多特征有关。一种被称作脂蛋白脂酶的物质，能干扰脂肪细胞，阻碍身体对脂肪的传输，是导致脂肪在臀部和大腿堆积的原因。

> 上班族久坐不动，脂肪便容易在下半身沉积，臀部肌肉也容易松弛，由此造成臀部下垂。

应对的方法，首先是改善饮食。炒菜时以植物油代替动物油脂，多吃含有植物蛋白的食物，能防止臀部下垂。其中，豆腐是最佳的选择。其吃法很多，可以凉拌，可以红烧，也可以炖煮。与豆腐同类的豆浆、豆腐脑、豆腐干等，也有同等丰臀效果。

第二是做臀部保健操。可以减除臀部过的脂肪，使臀部健康美观而结实。本操共分 10 节：

> 臀部保健操

第 1 节：仰卧，两手放在体侧；右腿屈膝上举，两手抱膝，力求触及胸部，吸气，左腿伸直；还原成仰卧，呼气。如此两腿交替练习，重复 12 次。

第 2 节：俯卧，下颏触地，两手靠近体侧；左腿屈膝，右手握住脚踵，力求触及臀部，左大腿不可离地，吸气；还原成俯卧，呼气。之后换右腿练习，动作相同，各重复 14 次。

第 3 节：两臂屈肘撑地，半仰卧，两腿屈膝宽分；左腿伸直，右腿向左靠，右膝力求触地，右小腿与左腿垂直成 90 度，臀位不可移动;还原成预备姿势,均匀呼吸。两腿交替练习,重复14次。

第4节:坐姿,两手置于体侧;上体前屈胸触腿,两腿伸直,手指触及脚趾,呼气,静止3~4秒;还原成正坐。重复15次。

第5节:左膝跪地,右腿屈膝成90°,两手置膝部;左腿和臀部向前下方移;还原成预备姿势,均匀呼吸。左右腿交替练习,重复15次。

第6节:身体右侧靠椅站立,两手握椅背;左腿屈膝蹲下,右腿尽力向左侧伸展,上体正直,头部左转,呼气;还原成侧立,吸气。两侧交换练习,重复12次。

第7节:坐姿,两腿宽分,两掌撑地,手指相对;上体前屈,两臂屈肘触地;原地下压两次,静止3~4秒钟;还原成正坐,均匀呼吸。重复15次。

第8节:分腿站立略宽于肩,两手放松垂于体侧;上体前屈,手掌触地,两脚尖内转,脚趾相对,呼气;两脚尖向侧外转;重复第一个动作,即上体前屈,手掌触地,两脚尖内转,脚趾相对,呼气;还原成预备姿势,吸气。重复10次。

第9节:坐姿,两手背后支撑,两腿屈膝向两侧分开,宽于肩;右腿内旋,膝部力求触地;还原成坐姿。两腿交替练习,均匀呼吸,重复15次。

第10节:坐姿,两腿屈膝,脚踵并拢,两膝侧分,两手置于膝上;两手慢慢将膝部压向两侧,力求两膝触地;还原成预备姿势,均匀呼吸。重复16次。

锻炼时需要注意,①练习地点宜选在光线明亮,气流通畅的室内;练习时间应当安排在餐前1小时或餐后1.5小时;服装鞋履宜整洁轻便。②练习应遵循由少到多、由易到难、由简入繁的原则。刚开始,每节重复不要超过15次,1个月后可递增4~5次。③锻炼需持之以恒,以每周5~6次,每次30~40分钟为宜。④练习前,可先做4~5分钟髋关节和臀部肌群的前摆、后屈、侧旋等活动,伸展幅度宜大,摆速宜慢。⑤练习后可选做3~5分钟的放松运动,或者有节律的肢体整理活动。

锻炼需持之以恒。

第十篇

不生病的诀窍

虽然说生老病死是自然规律，但健康无病一直是我们追求的目标！中医的最高境界，就是治未病，也就是在疾病发生之前，就做好防范，防止它的发生；一旦有了疾病的些微征象，就及时采取措施，防微杜渐，将其消灭在萌芽状态！

虽然说生老病死是自然规律，但健康无病一直是我们追求的目标！中医的最高境界，就是治未病，也就是在疾病发生之前，就做好防范，防止它的发生；一旦有了疾病的些微征象，就及时采取措施，防微杜渐，将其消灭在萌芽状态！

《黄帝内经》是中医的经典，《黄帝内经》谈天论地，讲传统中医的宇宙疾病观，讲疾病发生的根源，讲防止疾病的方法——内里所包含的许多养生方法，是普通人都应该、也能够掌握的。掌握《黄帝内经》的养生智慧，就为您的健康买了一份真正的保险！

学会与身体切磋

顺应自然是《黄帝内经》最为强调的养生原则。

顺应自然是《黄帝内经》最为强调的养生原则。包括两个方面的含义，其一是养生要根据天地自然的变化顺势而为，比如按照四季阴阳的变化规律，安排自己的生活起居等；其二是重视人体自身的生理规律，注意保护正气，不妄劳作，不做力所难及的事情，不做超负荷的运动。

不要以忙碌为借口忽略身体的承受能力

"失去了健康，一切都没有意义！"这是尽人皆知的道理。然而，生活中有许多人是在生病之后、甚至临近生命的尽头时，才悟到这句话的真正含义的！但那时，已经太晚太晚了！

我在门诊上，遇到的许多病人都是被累垮的。特别是知识分子，白领阶层，这种情况更为多见！他们往往年轻力壮，家庭工作的担子很重很重，整日处于压力之下。劝他们休息，总说没有时间——有那么多事情需要处理，哪有时间休息呢？甚至有的人每天休息的时间不足 5 小时！短时间还感觉不出有什么不适，时间一长，就会腰酸背重、精神疲惫，觉也睡不着，饭也吃不香！有人还不注意，继续劳作，终有一天，病倒了，甚至被查出患了严重疾病！

有句名言是这样说的,"今天腾不出时间休息的人,明天一定会抽出时间来患病!"人的能量是有限的,人的气血是需要及时补充的!您虽然不能像医生一样将人体的生理规律了解得十分清楚,但您最起码应当对自己的身体有所敬畏!要知道,身体的承受能力是有限的。该休息时就休息,千万不要等到身体垮了,才空自后悔!

静下心来,倾听身体内在的声音

许多时候,我们太过于追求外在的名利。就像张仲景当年说的一样,人们不屑于掌握医药和健康知识,"但竞逐荣势,企踵权豪,孜孜汲汲,惟名利是务"。这实际上是本末倒置的,"皮之不存,毛将安附"——身体没有了,名利有何用?正气亏虚了,气血不足了,便没有了抵御病邪的能力。一旦受到病邪感染,得了严重的疾病,才猛然醒悟!把自己百年的寿命和贵重的钱物,都交给凡医庸医,任其所为。"痛夫!举世昏迷,莫能觉悟,不惜其命,若是轻生,彼何荣势之云哉!"医圣发出了这样的感慨!

爱惜自己的身体,需要我们经常静下心来,与身体交谈,倾听身体内在的声音,及时捕捉身体发出的健康信号。

> 静下心来,与身体交谈,倾听身体内在的声音,及时捕捉身体发出的健康信号。

如果您经常感到疲劳,做事力不从心,口干口渴,比平时爱喝水,要及时检查一下血糖,这有可能是糖尿病的征兆!如果有一段时间,特别是在感冒之后,精力不能恢复,疲劳乏力,气短,胸闷,心慌,情绪不稳,应及时检查心电图和心肌酶谱,因为有心肌炎、心肌梗塞的可能。疲乏无力而伴有情绪低落,以往感兴趣的事情不再感兴趣,早上总是早早醒来,甚至有自杀的想法,要到精神心理科就诊,以防抑郁症。

夜深人静是感知身体信息的最佳时机,特别是人在入睡后,机体基本处于休息状态,传到大脑的兴奋信息大大减少,因而此时病灶发出的病理信息比在觉醒状态更容易引起大脑的知觉,大脑对疾病早期的微弱刺激也变得敏感起来,有时候就以梦的形式反映出来。因此,梦是窥视人体健康与否的一个窗口,是您与身体交流的方式之一。如果您在睡眠时多次出现类似情节的梦境甚至噩梦,梦后又有不适的感觉,就应当注意,要及时进行全面的检查。比如,经常梦见自己从高处坠落,心中恐慌而紧张,落不到地上就被惊醒,就有隐匿性心脏病的可能;梦见被人追逐,却怎么也跑不快,想叫又叫不出来,提示冠状动脉供血不足;梦见身体歪斜扭曲,伴有窒息感,之后突然惊醒,惶恐不安,可能为心绞痛征兆;梦见有洪水泛滥,或自己陷入水中,提示肝胆疾病;经常梦见吃进不干净、腐败变质的食物,引起腹痛,提示有胃病;经常梦见自己腾云驾雾,看见面目狰狞的妖魔鬼怪,提示循环或消化系统病变;经常梦见大火燎原,自己身陷火中,被火灼伤,提示高血压;经常梦见自己两手麻痹,有可能是中风前兆;经常梦见自己被关在暗室中,胸部受压,呼吸不畅,提示有呼吸系统疾病;经常梦见自己被人从后面踢伤或刺伤,醒后仍然腰痛,提示腰部或肾脏有隐患;经常做梦,醒后记忆清楚,头昏困倦,提示体质虚弱,或神经衰弱;经常做噩梦,提示过度劳累,焦虑紧张,处于亚健康状态,必须及时休整;经常反复地做一些内容大致相同的噩梦,往往是癌症和其他疾病的早期信号;经常梦见与人吵架,发怒,提示心情郁愤;梦见旅游,野外游玩,暗示厌倦工作,需要休息;睡眠中磨牙,梦见争吵怒骂,提示寄生虫病。

其实,判断健康与否的方法也很简单,关键是您要在没有发生大病之前,舍得花一定的时间和精力,与自己的身体对话,问一问自己,最近生理功能是否有所变化:听力有否下降? 有没有耳鸣困扰? 视力有否下降? 有没有眼干眼胀、视物变形? 嗅觉还灵敏吗? 有没有别人都能闻见而您却无法闻知的气味? 有否鼻干鼻塞? 口中是否有酸甜苦辣咸等特殊的滋味? 吃饭能感知饮食的滋味吗? 嘴巴干不干? 唾液能否足够滋润口腔? 食欲是否正常? 进食食物时咽下通利吗? 有否胸闷胃胀? 有否腹胀腹痛? 大小便是否通利? 排便时有无异常感觉? 大小便的颜色是否正常? 有无异物? 头颈腰背四肢,有哪个地方经常疼痛不适吗?

静下心来,倾听一下身体内在的声音,关注一下身体缺少什么,需要怎样的调整,从而及时休养生息,防止疾病的发生。

静下心来,倾听一下身体内在的声音,尽早发现疾病的信号,做到有病早治,及时恢复健康!

与自己的身体对话,问一问自己,最近生理功能是否有所变化。

● 不生病的吃法

俗话说，"民以食为天"，"人是铁，饭是钢，一天不吃饿得慌"。吃饭，多么重要的一件事情，甚至圣人都说，"食色，性也"。然而，就是这么重要的事情，我们认真地对待过吗？

别拿吃饭不当回事

当我告诉患者："您的病实际上就是因为不重视吃饭引起的！"许多人都感到不解："不会吧？您可能不知道，我平时很注意进补的。什么鸡鸭鱼肉，经常买来吃，从来没有吝啬过！一日三餐，没有哪顿不丰盛的。现在生活好了，又不是吃不起，谁还会不重视吃饭呢？"

"您说的我都相信。但关键是：您认认真真地吃过饭吗？"

生活中不把吃饭当回事的人还真不在少数！细分则有这样几种情况：

一是把吃饭等同于应酬。现代忙人多啊，什么谈工作，做生意，同学聚会，答谢朋友……都希望在饭桌上解决。吃饭，不再是自然的一种进食过程，而成了一种应酬；吃饭不再是吃"饭菜"，而是讲排场，吃"面子"；表面上看来您在吃饭，实际上注意力却放在其他事情上。心情高兴时，不自觉就会酒食过量；事情不顺利，即使面对山珍海味也难以下咽。有时候，一顿饭能吃它2个小时。您不专心吃饭，您的大脑便不会及时发出消化的信号，消化酶不及时分泌，饮食就会积滞。久而久之，脂肪肝、肝硬化、胃炎、胃溃疡便会寻上身来。

二是对吃饭敷衍了事。忙着赶任务，忙着看球赛，忙着上网聊天……吃饭反倒成了无关紧要的事情。一日当中，分配给吃饭的时间很少。我就有这样一位朋友，说每次吃饭，他都不由自主地狼吞虎咽，一碗面条2分钟不到就全进了肚子！像猪八戒一样，吃了人参果却全不知滋味如何！这样吃饭，机体吸收不到充足的营养，气血的生化便没有源泉。吃进的高营养相当于垃圾，而气血却日渐亏虚。正气不足，寒气滋生，有病是早晚的事情。

三是吃饭时不能专一。有家长喜欢在饭桌上教育孩子，平

生活中不把吃饭当回事的人还真不在少数！

时一家人上班的上班,上学的上学,晚饭时聚到一起了,便逮住机会唠叨起来!殊不知,孩子是很烦这时说教的!这时的教育不仅没有效果,反而使大家都不能安心吃饭。一着之差,全家身体受损,真是得不偿失!更多的家庭,晚上喜欢边看电视边吃饭,完全是心不在焉。

四是吃饭随心所欲。没有养成吃饭定时定量的习惯,该吃时不吃,不该吃时乱吃;有时进食不够,随便找点东西填饱肚子,有时又吃得过饱;至于饮食的寒热温凉,更是一概不予考虑。这就是《黄帝内经》所说的饮食无节。

不重视早餐的人就更多了!现代人夜生活丰富,夜猫子多!熬到深更半夜才睡觉,早上起不来,一起来匆匆忙忙,要么根本不吃早餐,要么是随便在地摊小贩处,买个饼卷油条,边走边吃,好不潇洒!

不重视吃饭是许多疾病的根源。一旦您学会了静下心来专心吃饭,学会了放慢速度细嚼慢咽,懂得了"早餐是宝要吃好"的道理,您的身体状况将随之改观!

谷肉果菜,食养尽之

有妈妈带着一个骨瘦如柴的 8 岁男孩前来看病,我一面教她用推手掌和捏脊的方法给孩子健脾和胃,增强体质,一边解释疾病的原因。一听说是由于营养不良造成的,孩子妈妈急得眼泪都快掉出来了:"这孩子,说吃得不好,可真的亏心了,什么好吃、想吃什么都满足他,结果还是这样!我还有什么办法呢?"

"其实问题就出在这里,"我解释说:"您孩子的问题,不是吃得不好,而是吃得太好了。饮食过于精细,饮食过偏,有些营养素就会缺乏。"

《黄帝内经》非常重视饮食营养的平衡,强调"谷肉果菜,食养尽之。"就是说谷类、肉类、果品和蔬菜,要合理搭配,不可偏废,这是饮食养生的真谛。具体说来,当以"五谷为养、五果为助、五畜为益、五菜为充,气味合而服之,以补益精气"。

(侧注)不重视早餐的人就更多了!

(侧注)不是吃得不好,而是吃得太好了。饮食过于精细,饮食过偏,有些营养素就会缺乏。

"五谷"为"麦、黍、稷、稻、豆"，就是小麦、玉米、高粱、大米和豆类，俗称五谷杂粮，含的营养成分主要是碳水化合物，其次是植物蛋白，脂肪含量不高。以五谷为主食，符合我国人民的体质特点。我们强调，主食一定要吃，绝不可缺少。有的女士为了减肥，仅吃蔬菜或水果，就会因营养缺乏而面有"菜色"。五谷中还包括所谓的粗粮，含有有益的营养成分。记得小时候，粮食缺乏，特别是细粮不足，人们往往喜欢吃细米白面，而把麸皮、谷糠等做成饲料喂猪。现在看来，猪吃的东西营养成分并不差，其中有的营养成分恰恰也是现代人最需要的。

"五果"为"李、杏、枣、桃、栗"等多种鲜果、干果和硬果。它们含有丰富的维生素、微量元素和食物纤维，还有一部分植物蛋白质。鲜果生吃，能保证维生素不被烹调破坏；鲜果加工成干果后，便于运输和贮存，虽然水溶性维生素有损失，但蛋白质与碳水化合物反而因脱水而增多；硬果类如花生、核桃、瓜子、杏仁、栗子等，所含的蛋白质类似豆类，可弥补谷类蛋白质的不足。

"五菜"为"韭、薤、葵、葱、藿"，泛指各类蔬菜，能营养人体，补益脏腑之气，使体内各种营养素更加完善和充实。"五菜"能补充"五谷"的不足，辅助谷气，疏通壅滞。少数蔬菜性质温暖，能起到温中散寒，开胃消食的作用，是排寒的主要食品。蔬菜类食物富含胡萝卜素、维生素 C 和 B 族维生素，也是膳食纤维的主要来源。

"五畜"为"鸡、羊、牛、马、彘"，泛指畜、禽、鱼、蛋、奶类动物性食物。肉类食物含有丰富的氨基酸，可以弥补植物蛋白质的不足。

总之，合理的营养结构应当是以五谷杂粮为主食，以果品为辅助，以肉类和蔬菜为补充。常言道，"论吃还是家常饭，论穿还是粗布衣"，这是符合养生原则的。

了解您身体真正的需要

合理的饮食除了讲究营养均衡，五味调和之外，还应当因人而异，根据自身的体质状况，选择暖性或凉性、针对性更强的食物进行调理。

> "五谷为养、五果为助、五畜为益、五菜为充，气味合而服之，以补益精气。"

> 合理的营养结构应当是以五谷杂粮为主食，以果品为辅助，以肉类和蔬菜为补充。

您知道自己属于哪种体质吗？您知道自己最需要什么样的食物吗？

根据日常表现和脉舌征象，中医将常见的体质分为八种，分别是气虚体质、血虚体质、阴虚体质、阳虚体质、气郁体质、血瘀体质、痰湿体质和阳盛体质。这八种体质各有特点，有时可能会相兼互见。

气虚体质的人不耐体力劳动。这类人的特点是经常感到气短乏力，容易倦怠，说话都嫌累，动不动就出汗，舌头颜色淡白，脉虚弱无力。最主要的特征是不能耐受体力劳动，稍重的活，一干就会气喘吁吁。有病时各种症状都会加重，根据所患疾病的不同，有人会咳喘无力，有人会大便溏泄，有人会脱肛、子宫脱垂，有人会心慌心跳、精神疲惫，有人会腰膝酸软、小便频多，男子滑精早泄、女子白带清稀。

这类人的饮食，要以补气养气为主。其中，肺、脾、肾是调补的重点。食物中，能够补气的包括：粳米、糯米、小米、大麦、荞麦、山药、马铃薯、大枣、胡萝卜、香菇、豆腐、鸡肉、鹅肉、鹌鹑、兔肉、牛肉、狗肉、青鱼、鲢鱼等。常见补气中药则有黄芪、党参、人参、太子参、山药、茯苓、白术等，可以选择其中的一至两味，制作药茶、药粥、菜肴食用。

血虚体质的人不耐脑力劳动。这类人由于缺血，身体各部位失去了血液的濡养，因而呈现黄白之色，而缺少血色。比如，面色苍白，没有光华，或者面色萎黄，嘴唇、指甲颜色浅淡，没有小太阳，下眼睑色淡等。血虚的人特别不耐受脑力劳动，容易失眠。会感到记忆力下降，思维变得迟钝。让其做个计划，写份标书，作份总结……只要是动脑筋的事情，都感到难以胜任。

血虚体质的调养要点是补血养血。食物中能够补血的，有红枣、花生、桑椹、荔枝、松子、黑木耳、菠菜、胡萝卜、猪肉、羊肉、牛肝、羊肝、甲鱼、海参、平鱼、鳝鱼等等。常见补血中药则包括阿胶、当归、熟地、白芍、紫丹参、仙鹤草等，可以适当选用，配制药膳。

阴虚体质的人心烦而有虚热。阴虚体质的特点是：形体偏瘦，容易口干舌燥，容易心烦口渴，有人会说自己手脚心发热发烫,晚上睡觉要把脚伸到地板上才觉得舒服,手也想抓一个凉东西;大便比较干,不容易排出。舌头颜色红,舌苔少,甚至没有舌苔,患病时以上这些症状更加明显。若是肺病则伴有干咳少痰、潮热盗汗;心病则有心慌健忘、失眠多梦;肾病则腰酸背痛、眩晕耳鸣;肝病则两肋疼痛、视物昏花。

阴虚者应当补阴清热,滋养肝肾。要注意多吃一些滋阴清热、滋养肝肾的食物,食宜清淡,少吃肥腻厚味和辛香燥烈之品。常见滋阴食物有黑芝麻、黑豆、黑米、糯米、蜂蜜、牛奶、羊奶、鸡蛋、桑椹、甘蔗、百合、螃蟹、河鱼、鳖等;常见滋阴中药包括枸杞子、生地、黄精、山萸肉、麦冬、女贞子、何首乌、白芍药等,可根据自己的情况,选配药膳。

阳虚体质的人疲乏而怕冷。体质特点是形体白白胖胖,面色偏淡白,常感到疲乏少力,比别人怕冷,手脚暖不热,甚至手脚冰凉,大便稀溏,口不干渴,不喜欢喝水;舌淡胖,脉沉而无力。患病时容易出现虚冷的征象,例如喜欢将身体蜷起来,无精打采,总想睡觉。有人伴有腹痛,大便稀薄,总想弄个暖水袋捂一捂肚子;有人全身浮肿,小便不利;有人腰脊冷痛,大便清稀如水;有人阳痿滑精,女子则长期不孕;有人胸背疼痛,咳喘心慌;有人夜尿频多,小便失禁。

阳虚体质的调养要点是扶阳祛寒,温补脾肾。脾、肾是温补的重点。常见的温阳食物有羊肉、狗肉、鹿肉、鸡肉、蚕蛹、桂圆、生姜、花椒、韭菜、薤白、核桃、板栗等;常见的温阳中药主要包括黑附子、干姜、肉桂、桂枝、吴茱萸、大小茴香、高良姜、砂仁、白豆蔻、肉豆蔻、肉苁蓉、鹿角胶、仙灵脾等,可以选配制作药膳。

气郁体质的人情绪不稳,容易生气。这类人体质特点是性情急躁易怒,有时忧郁寡欢,心境低落,胸闷不舒,总想叹气,舌淡红,苔白,脉弦。患病时,有人胸胁胀痛、窜痛;有人乳房小腹胀痛,月经不调,痛经;有人咽中梗阻,如有异物;有人颈项瘿瘤;有人胃脘胀痛,泛吐酸水,打饱嗝;有人腹痛肠鸣,大便泄利不爽;有人气往上冲,头痛眩晕。

气郁体质的调养重在解郁疏肝。可以少量饮酒以活动血脉,多食行气食物,如橙子、柑、荞麦、韭菜、茴香菜、大蒜、白萝卜、大麦芽、萝卜籽、刀豆、玫瑰花、月季花、茉莉花、桂花等;常见理气中药包括柴胡、枳壳、佛手、香附、乌药、川楝子、小茴香、青皮、郁金等,可以选配药膳。

血瘀体质的人面色暗,舌头有瘀斑。体质特点是面色晦滞,口唇色暗,眼眶暗黑,肌肤干燥,舌紫暗或有瘀点,脉细涩。有人眼眶暗黑,皮肤像松树皮;有人头、胸、胁、少腹或四肢等处刺痛,口唇青紫或有出血倾向,如吐血、便黑等;有人腹内有积块等。心血管疾病或肿瘤的人常见这种体质。

血瘀体质者的饮食调养是多吃活血、化瘀、养血之品。

饮食调养是多吃活血、化瘀、养血之品。常见食物如山楂、桃仁、油菜、山慈姑、黑大豆、酒、醋、黑木耳等;活血中药有三七、红花、穿山甲、桃仁、丹参、川芎、当归、鸡血藤、益母草、地龙等。可以选配药膳。

痰湿体质的人形体肥胖而舌苔白腻。其体质特点是形体肥胖,肌肉松弛,喜欢吃肥甘食物,身体困倦,人发懒,总想睡觉,口中粘腻不清爽,舌头胖,舌苔白腻而滑。患病时,有人胸脘痞闷不适,咳喘痰多;有人食欲不振,恶心呕吐,大便溏泄;有人四肢浮肿,按之凹陷,小便不利或浑浊;有人头身重困着、肌肤麻木不仁;妇女则白带过多,黏滞不清。

痰湿体质的调养要点是化痰除湿,健脾益胃。

痰湿体质的调养要点是化痰除湿,健脾益胃。饮食上注意少食肥甘厚味,酒类也不宜多饮,吃饭不宜过饱。多吃些蔬菜、水果,尤其是一些具有健脾利湿、化痰祛痰的食物,更应多食之。如白萝卜、荸荠、紫菜、海蜇、洋葱、枇杷、白果、大枣、扁豆、薏苡仁、红小豆、蚕豆、包菜等。常见化痰除湿中药有陈皮、半夏、茯苓、天南星、石菖蒲、竹茹、桔梗、橘络等,可以选配药膳。

阳盛体质的人体型壮实,声高气粗而便秘。体质特点是形体壮实,面色红赤,容易发怒心烦,说话声高气粗,喜喝冷饮,特别怕热,暑天常袒胸露背,大便干结,小便热赤。发病容易出现高热,且易突发重病、急病。

阳盛体质的调养宜以清热泻火,养阴清热,疏肝平肝为主。

阳盛体质的调养宜以清热泻火,养阴清热,疏肝平肝为主,忌食辛辣燥烈之品,如辣椒、姜、葱等。对于牛肉、狗肉、鸡肉、鹿肉等温阳食物宜少食用。而凉性的水果、蔬菜,如香蕉、西瓜、柿子、苦瓜、番茄、莲藕等，可经常食用。常见清热食物还有白菜、芹菜、紫菜、海带、竹笋、茭白、马齿苋、淡豆豉、冬瓜、黄瓜、苦瓜、甜瓜、梨、荸荠、甘蔗、槐花、田螺、猪肠等。常见清热中药包括金银花、连翘、黄芩、板蓝根、地骨皮、生石膏、茵陈、大黄、生甘草、竹叶、金钱草、白茅根、车前草等，可根据自己情况，选配药膳。

有时候，忌口也很重要

经常有患者问我，这个病需要忌口吗？确实，中医有忌口之说。患病服药期间、妇女孕期产后，有些食物是需要禁忌的。

患病期间的饮食禁忌，一般因病症性质的寒热虚实而有不同。如寒证不宜吃凉性食物，热症不宜吃暖性食物；虚证不宜清泄太过，实证不要吃补性明显的食物等等。具体可咨询您的主治医生。

一般而言，服用中药期间，要忌食生冷、黏滑、油腻、腥膻的食物。

生冷是指冷饮、冷食、生蔬菜、水果等；黏滑包括糯米、大麦、小麦所制的米面食品等；油腻包括荤油、肥肉、油煎油炸食品和乳制品；腥膻是指海鱼、无鳞鱼、虾、蟹、羊肉、狗肉、鹿肉等。

尚有发物一说。发物是指能引起旧病复发，新病加重的食物。包括腥膻辛辣食品，以及一些特殊食物，如荞麦、豆芽、茺荽、苜蓿、鹅肉、鸡头、鸭头、猪头、驴头肉等。患有哮喘、中风、皮肤病和肿瘤的人，需要注意。

妇女怀孕期间，一般处于阴虚阳亢的状态，饮食应当以甘平、甘凉为主，禁食辛辣、腥膻；怀孕期间，恶心明显的，应避免进食油腻之品；妊娠后期，容易气滞，荞麦、高粱、白薯、芋头等胀气涩肠的食物，应当少吃；产后阴血亏虚，瘀血内停，可适当进补甘平、甘凉的粮食、畜肉、禽肉、乳蛋类食品等，慎食或忌食辛辣伤阴、寒性生冷的食品。

> 一般而言，服用中药期间，要忌食生冷、黏滑、油腻、腥膻的食物。

家和万病灭

如果要用一个汉字来代表博大精深的中国传统文化，您会选择哪一个？

大导演张艺谋给出了满意的答案——"和"！在 2008 北京奥运会开幕式上，众多演员组成的活字方阵，将"和"字惟妙惟肖地转换呈现，从篆体到宋体，给大家留下了十分深刻的印象。

"和"是中国传统文化中非常重要的一个概念。从持家之道的"家和万事兴"，到经商之道的"和气生财"，以及今天我们正在创造的"和谐社会"，无不体现着"和"的意韵。

天地之间，阴阳和则万物生。"和"既有统一的意思，也有阴阳不同的对立的一面。单一的事物是谈不上"和"的，有差别的不同事物在一起，和谐相处，这才是"和"。

人活在世上，不能脱离社会而独自生存。俗话说，"人上一百，形形色色"，人的观念、想法和处世方式，不可能完全相同；不同的人处在一起，就要讲究"和睦"。小到家庭、公司、社团，大至国家，"和"则强大，"和"则兴旺。特别是对于家庭而言，"和"则万病不生！这不仅是处事之道，也是养生的重要原则。

> "和"是中国传统文化中非常重要的一个概念。

> 对于家庭而言，"和"则万病不生！

许多病是气出来的

有位女士找我看病，我注意到她眼圈发黑，气色很差，诊其脉像按在琴弦上一样——一种明显的弦脉。由此，我断定她的病一定和生气有关。她长叹了一口气说，自己和丈夫正在闹离婚，她发现丈夫另有新欢了，因此生气、痛苦、怎么也想不通，渐渐地，睡不着觉，吃不下饭，精神变得越来越差！

一位四十多岁的女士因乳腺癌来找中医调理，她是一个性格内向的人，婆婆很厉害，凡事都要指手画脚，她有不同看法但却口不敢言，因而经常生闷气。半年前发现左侧乳房有个包块，到医院一检查，乳腺肿瘤！

一位中年男士身患多种疾病，高血压、冠心病、糖尿病、高脂血症，他全有；近两年来，经常口腔溃疡，睡眠不安。询问原因，他说自己的夫人性格很强，现在到了更年期，动不动就发火，搞得他寝食难安。

……

临床上发现,许多病的发生都有情志因素,按老百姓的话说,"是气出来的!"

调查表明,人与人之间,最重要、最频繁的交往存在于亲友之间。亲友之间,特别是家庭成员之间的关系不融洽、不和谐,会造成许多疾病。

生气,这是一种不良的情志状态,与中医"七情"中的怒、忧、思、悲都有一定关系。有人性格内向,生气时默不作声,自己却气得难受,常有胸闷不舒、唉声叹气等,这是一种闷气,容易导致肝气的郁结;表现为忧思忡忡、郁闷悲观。时间久了,气血的运行不畅,容易血瘀气滞,湿阻痰结,发生内分泌紊乱、月经不调、乳腺增生、高血压、心脏病以及肿瘤等等。有人则不容易控制自己的情绪,生气时,一怒之下,血往上涌,呼叫咆哮,狂言出口。这样的人,容易发生脑出血、心肌梗塞、消化道出血等急重病症。

生气导致疾病的机理,就在于它引起了气机的紊乱——"怒则气上,思则气结,悲则气消"。一发怒,气就会往上走;怒气上冲,会导致脑血管破裂;气往上走而胃气不降,还会出现呕血、大便不成形。"思则气结",生闷气的人因思虑过度,容易伤神损脾,导致气机郁结。阴血暗耗,心神失养,则出现心慌、健忘、失眠、多梦等症;气机郁结,脾运无力,还会出现食欲不振、胃胀腹胀、大便散烂等症。"悲则气消",忧愁悲观就会耗散气血,人一哭就神魂散乱,就会气短,越哭气越短,就是这个道理。

许多病是气出来的。当今社会,生活节奏加快,心理压力增大,在单位、在社会、在家里,都可能会遇到不顺心的事情,使人生气。而最容易生气的地方,还是在家里。我们要设法营造一个和谐温馨的家庭环境,使家成为避风的港湾、消气的场所,而不再是生气的地方、生病的地方!

> 亲友之间,特别是家庭成员之间的关系不融洽、不和谐,会造成许多疾病。

家是温暖的港湾,不是论争的战场

俗话说,"清官难断家务事"。家务事为何难断,其实一个重要原因,就是家务事往往都是一些鸡毛蒜皮、不存在大是大非的夫妻之间、家庭成员之间，更多的是要讲情分，而不是讲道理。

事情。非要给它论个谁是谁非，清官也难以做到！既然不是大是大非，就不必过于较真。有人说"家不是讲理的地方"，夫妻之间、家庭成员之间，更多的是要讲情分，而不是讲道理。凡事都要争个您是我非，恰恰是许多容易生气的家庭共同的特征，这种情况在知识分子家庭尤为多见。

我常对容易生气的患者讲，一家人处在一起，是过日子的，不是讲理辩论的，更不是搞学术探讨的。家庭里面，有多少大不了的事呢？家人之间，要学会接纳、宽容和理解，学会关心体贴对方，懂得对方的感受。

闲暇时，多想想对方的好处，想想对方为家庭的奉献，想想他工作的辛苦……最重要的，不要把对方的一时之错，当作您心头永久的结，时不时拿出来抖一抖，使对方难堪。要知道，给对方一点宽容，实际上就是为自己留了一条后路，谁能保证永远不犯错呢？

不要总试图改造对方。每个人都有自己独特的经历，有他自己的经验教训和做人方式。想把别人改造成自己期望的人是不现实的。

家庭成员之间的及时沟通非常重要。理性的沟通有助于处理家庭危机，有利于矛盾的解决；要学会幽默、调侃，时不时开个玩笑有助于缓和紧张气氛。

多陪陪家人，就能换来健康

家，是需要经营的。生活中有许多人，一心扑在工作上，天天忙于应酬，全然不顾家人的感受。时间长了，要么家庭出现了危机，要么身体出了问题。这时，才后悔莫及！

有位女士曾在找我看病时哭诉，"我一天累死累活，不都是为了这个家？现在刚过上好日子，谁知他就变心了！"问题恰恰出在这里，她是个女强人，做事雷厉风行，工作起来发狂，经常加班加点，很少在家落足——当然家就没有了！

有位男士是在得知妻子患了重病后，才决定"痛改前非"的。"以前只顾着搞科研、拿项目，忽视了太太，忽视了家庭！"

想要自己和家人健康吗？我有个建议谁都能够做到，并且效果明显！那就是，抽出一点时间，和家人一起散散步，聊聊天；每周抽出时间，和家人吃顿晚饭！

抽出一点时间，和家人一起散散步，聊聊天；每周抽出时间，和家人吃顿晚饭！

要想健康无病，请护好生命之根

家庭之中，最重要的是处好与老人的关系。孝敬老人，体贴老人，关心老人的衣食温饱。孝道，不仅是一种传统美德，也是一种养生之道。我们都知道根深叶茂这一成语的意思吧？一棵树，要想使它长得枝叶繁茂，结出累累硕果，就必须关注其根部的营养状况，必须护好其根，经常为根部松土施肥。谁也不会往果实上施加养料！

孝道，不仅是一种传统美德，也是一种养生之道。

而在家庭关系中，许多人却是背其道而行的。做个比喻，家里的主人相当于树干，老人就是生养您的树根，子女是树上的枝叶和果实。我们都希望家族兴旺，全家健康，子女成才，怎样才能做到呢？孝敬老人，就是培根之法！老年人身体好了，心情好了，也就是根深了，树上的枝叶自然就会繁茂！"老人是个宝"，南京人的这个说法，很有道理。您孝敬老人，您的一言一行必然会影响到子女，在潜移默化中，他们也会养成尊重和孝敬老人的习惯，待您老时，尽可享受天伦之乐！但许多人不是这样，把子女当成了祖宗，宠着惯着，"放在手上怕飞了，含在嘴里怕化了"；而对老人，却敷衍应付，不去关心，甚至虐待老人。把关系完全弄反了，这就动摇了自己的立身之本，想健康长寿，想万事亨通，恐怕只是梦！

对于孩子的过分溺爱，不利于他的成长。"要想小儿安，三分饥和寒"，生理上是这样，心理上也是这样。疏于管教的孩子，容易出现心理问题；对孩子过分严厉的家庭，也影响孩子的身心健康。

疏于管教的孩子，容易出现心理问题；对孩子过分严厉的家庭，也影响孩子的身心健康。

创造一个宽松、和谐的家庭环境，是养生防病的有效措施！

最后，送一个传统对联，作为本篇的结束，也是对您的祝福："福无双至今日至，祸不单行昨夜行"，横批："家和万病灭。"

后记

让我们的身体四季如春

本书是在紧张的诊务之余写作的,我除了牺牲双休日时间外,熬夜也成了家常便饭。这本身是违背自己书中谈到的养生原则的,但实在是不得已而为之,写这本书是因为我不忍心看着越来越多重视身体健康的朋友,在错误理念支配下做着损害健康的事情而不自知!

比如,大家都知道大便通畅的重要,但在便秘时却不知道寻找便秘的原因,不分青红皂白一律用清热泻火通便的中成药、保健品对付。虽有一时的痛快,却因此损伤中气,不仅不能从根本上解决问题,还有可能招致新的病变。

再如,大家都知道年过四十身体会走下坡路,却不知道如何正确地养生保健,不分体质的虚实寒热,一律服用六味地黄丸,结果是越补阳气越虚,越补寒气越重。

还有,许多人知道有病要及时治疗,不可姑息养奸,但对待身体出现的症状,却不去分析其出现的实际意义和根本原因,一味采取对抗、压制、消灭的策略,咳嗽时止咳,腹泻时止泻,发热时清热,疼痛时止痛——甚至医务人员也失去了思考的能力!我的一位朋友,其三岁的孩子发高烧到中医院儿科,换了好多种抗菌素不能控制热势,全科大主任会诊的结果,是用激素把热降下来,全然没有辨证论治的理念!医学的悲哀莫大于此!实际上,抗菌素、激素的滥用对孩子的伤害,绝不亚于三聚氰胺!

在医院规模越来越大、大小药店越来越多的今天,举目望去,满眼都是清热解毒、泻火滋阴、活血化瘀的中成药,再加上清火的凉茶、滋补的保健品,好像全中国人民都在上火、都在阴虚!殊不知表面上火的背后,是体内极度的虚寒!问一下自己,您在口腔溃疡、面生痤疮、口臭便秘的同时,是不是还特别怕冷、手脚冰凉?

日本学者石原结实指出，现代人的许多疾病，是由寒引起的。不合理的生活方式，以及对空调、汽车等现代科技成果的过分依赖，使我们的体温下降了将近1℃，而这正是现代人抵抗力下降、百病丛生而久治不愈的根本原因！

确实如此！我在门诊发现，体质虚寒的朋友非常多。他们的身体，就像是冰天雪地的隆冬季节，太需要春天的阳光了！对于大多数现代人而言，寒气就是万病之根！那种无毒一身轻的理念已经过时，无寒才能一身轻！我们应该懂得如何扶助我们的阳气。阳气充足了，我们的身体才会像春天一样充满温暖的阳光。到那时，冰雪就会融化，寒气就会消失，我们体内积存的疾病，也会随之消散！

真切地希望本书能为您带来一缕温暖的阳光！

王长松

2016 年 11 月于南京